哈洛新知
Hello Knowledge

知识就是力量

U0321916

国家出版基金项目
NATIONAL PUBLICATION FOUNDATION

牛津科普读本

注意缺陷
多动障碍

[美]斯蒂芬·P.欣肖
[美]凯瑟琳·埃利森/著

罗小平 郝燕/译

华中科技大学出版社
http://www.hustp.com
中国·武汉

湖北省版权局著作权合同登记　图字：17-2020-058 号

图书在版编目（CIP）数据

注意缺陷多动障碍 /（美）斯蒂芬·P. 欣肖（Stephen P. Hinshaw），（美）凯瑟琳·埃利森（Katherine Ellison）著；罗小平，郝燕译 . —武汉：华中科技大学出版社，2020.8（2024.4 重印）

（牛津科普读本）

ISBN 978-7-5680-6018-9

Ⅰ．①注… Ⅱ．①斯… ②凯… ③罗… ④郝… Ⅲ．①儿童多动症—普及读物 Ⅳ．① R748-49

中国版本图书馆 CIP 数据核字（2020）第 101179 号

注意缺陷多动障碍　　　　　　　　　　[美]斯蒂芬·P. 欣肖　　[美]凯瑟琳·埃利森　著
Zhuyi Quexian Duodong Zhang'ai　　　　　　　　　　　　　　　　　罗小平 郝　燕　译

策划编辑：杨玉斌

责任编辑：陈　露　　　　　　　　　　　　装帧设计：李　楠　陈　露

责任校对：曾　婷　　　　　　　　　　　　责任监印：朱　玢

出版发行：华中科技大学出版社（中国·武汉）　　电话：（027）81321913
　　　　　武汉市东湖新技术开发区华工科技园　　邮编：430223

录　　排：华中科技大学惠友文印中心

印　　刷：湖北金港彩印有限公司

开　　本：880 mm×1230 mm　1/32

印　　张：9.375

字　　数：150 千字

版　　次：2024 年 4 月第 1 版第 7 次印刷

定　　价：78.00 元

谨以此书献给：

总受某些小事困扰的人

和致力于探索大脑奥秘的你

总序

欲厦之高，必牢其基础。一个国家，如果全民科学素质不高，不可能成为一个科技强国。提高我国全民科学素质，是实现中华民族伟大复兴的中国梦的客观需要。长期以来，我一直倡导培养年轻人的科学人文精神，就是提倡既要注重年轻人正确的价值观和思想的塑造，又要培养年轻人对自然的探索精神，使他们成为既懂人文、富于人文精神，又懂科技、具有科技能力和科学精神的人，从而做到"物格而后知至，知至而后意诚，意诚而后心正，心正而后身修，身修而后家齐，家齐而后国治，国治而后天下平"。

科学普及是提高全民科学素质的一个重要方式。习近平总书记提出："科技创新、科学普及是实现创新发展的两翼，要把科学普及放在与科技创新同等重要的位置。"这一讲话历史性地将科学普及提高到了国家科技强国战略的高度,充分地显示了科普工作的重要地位和意义。华中科技大学出版社翻译出版"牛津科普读本",引进国外优秀的科普作品,这是一件非常有意义的工作。所以,当他们邀请我为这套书作序时,我欣然同意。

人类社会目前正面临许多的困难和危机,例如,大气污染、海洋污染、生态失衡、气候变暖、生物多样性危机、病毒肆虐、能源危机、粮食短缺等,这其中许多问题和危机的解决,有赖于人类的共同努力,尤其是科学技术的发展。而科学技术的发展不仅仅是科研人员的事情,也与公众密切相关。大量的事实表明,如果公众对科学探索、技术创新了解不深入,甚至有误解,最终会影响科学自身的发展。科普是连接科学和公众的桥梁。这套"牛津科普读本",着眼于全球现实问题,多方位、多角度地聚焦全人类的生存与发展,包括流行病、能源问题、核安全、气候变化、环境保护、外来生物入侵等,都是现代社会公众普遍关注的社会公共议题、前沿问题、切身问题,选题新颖,时代感强,内容先进,相信读者一定会喜欢。

科普是一种创造性的活动,也是一门艺术。科技发展日新月异,科技名词不断涌现,新一轮科技革命和产业变革方兴未艾,如何用通俗易懂的语言、生动形象的比喻,引人入胜地向公众讲述枯燥抽象的原理和专业深奥的知识,从而激发读者对科学的兴趣和探索,理解科技知识,掌握科学方法,领会科学思想,培养科学精神,需要创造性的思维、艺术性的表达。这套"牛津科普读本"采用"一问一答"的编写方式,分专题先介绍有关的基本概念、基本知识,然后解答公众所关心的问题,内容通俗易懂、简明扼要。正所谓"善学者必善问","一问一答"可以较好地触动读者的好奇心,引起他们求知的兴趣,产生共鸣,我以为这套书很好地抓住了科普的本质,令人称道。

王国维曾就诗词创作写道:"诗人对宇宙人生,须入乎其内,又须出乎其外。入乎其内,故能写之。出乎其外,故能观之。入乎其内,故有生气。出乎其外,故有高致。"科普的创作也是如此。科学分工越来越细,必定"隔行如隔山",要将深奥的专业知识转化为通俗易懂的内容,专家最有资格,而且能保证作品的质量。这套"牛津科普读本"的作者都是该领域的一流专家,包括诺贝尔奖获得者、一些发达国家的国家科学院院士等,译者也都是我国各领域的专家、大学教授,这套书可谓是名副其实的"大家小书"。这也从另一个方面反映出出版社的编辑们对这套"牛津科普读本"进行了尽心组织、精心策划、匠心打造。

我期待这套书能够成为科普图书百花园中一道亮丽的风景线。

是为序。

杨叔子

（总序作者系中国科学院院士、华中科技大学原校长）

推荐序

　　注意缺陷多动障碍（ADHD）在儿童、青少年中甚为多见，它是一种高发病率、低严重度的神经发育障碍。我国儿童ADHD患病率为 4.31％～5.83％，是学龄期智力正常儿童出现学习困难、行为问题和情绪障碍最常见的原因。

　　ADHD之所以引起全球专业人士的重视，是由于其会对个体造成诸多功能损害，即学习困难、情绪不稳、交往不良、适应性差等。临床上只有对评估结果和上述功能损害进行综合分析和思考，才能做出精确的诊断，为治疗提供充足的依据。

　　ADHD的治疗更是家庭乃至社会特别关注的一个问题。随着科学的发展，当今治疗方法逐渐增多，已不局限于单一的药物治疗，还有各种辅助治疗，包括行为治疗、心理治疗、生物反馈训练、有氧运动训练等。无论国际或国内，当今对 ADHD

的诊治致力于医教结合，使得临床诊断精准化，治疗多样化、个体化，追求疗效最优化。

本书从 ADHD 的症状表现开始，逐渐由浅入深地描述其发病率、病因、诊断、各种治疗措施，并提及 ADHD 所产生的社会效应，还引导家长在了解所有关于 ADHD 的知识后成为睿智的思考者和实践者。

全书内容详尽，系统地阐述了家长所关心的问题和相关的公共卫生政策事宜，文字通俗易懂，不失为当今 ADHD 科普书籍中的一本好书，值得家长一读。

此书的译者是年轻学者，在书稿即将定稿之际嘱我作序。ADHD 是发育行为儿科中的一种重要疾病，而发育行为儿科学在我国是一门新兴的学科，需要大量的研究、实践和家长的协同。故我欣然同意，将之视为对年轻人的一种提携和支持吧。

惟有绿荷红菡萏，卷舒开合任天真。是为序。

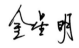

（中国发育行为儿科学创建人）

引言

现今,注意缺陷多动障碍(ADHD)几乎随处可见。近年来,确诊为 ADHD 的病例数急剧增加。根据一项针对家长的大型全美调查,超过 640 万的美国儿童和青少年——相当于每 9 名 4 岁至 17 岁的儿童和青少年中就有 1 人——已在不同时间段被诊断出患有 ADHD。在不到 10 年的时间里,ADHD 诊断率增长了 41%。该病近年来已成为仅次于哮喘的常见儿童慢性疾病。

报纸、电视等媒介均对 ADHD 病例数量增加的流行趋势进行了持续报道。几乎每个班级都有 1 到 2 名,甚至更多的学生被诊断出患有 ADHD。ADHD 也不仅仅发生在儿童身上,已有越来越多的成年患者到诊所就诊。

ADHD引发了巨大的争议——并不比其他精神疾病引发的争议少。批评的声音甚至否认其存在，将其贬损为家庭教育失败、孩子懒惰、学校生活沉闷，以及学校无法容忍个体差异的借口。人们对于是否应该使用强效的兴奋药治疗ADHD产生了巨大分歧。一些怀疑论者甚至将ADHD描绘成精神科医师和制药公司牟取暴利的阴谋。支持者反驳指出，该病有可靠的生物学基础，并且有大量研究清晰揭示了未接受治疗的ADHD患者的生活通常更糟糕这一事实。

争议使大众更加困惑。虽然ADHD大多数时候会造成严重的损伤，但它在某些情况下也可能是动力的源泉。与其他精神疾病的情况一样，如从抑郁症到精神分裂症，或从焦虑障碍到自闭症，科学家如今对ADHD的病因、发病机制和可能的治疗方式都知之甚多，但至今仍缺乏客观手段对其进行诊断。

当前，在我们这个被数据淹没并且竞争日益激烈的时代，ADHD越来越引起人们的重视。自信息时代伊始，儿童和成人都在努力应对着对我们进化缓慢的大脑提出挑战的不断增加的信息和各种选择。学生在变得越来越拥挤、越来越多样化的教室中学习，并且学习要求越来越多、压力越来越大。所有这些在我们的社会和经济中发生的残酷变化都可导致分心、健忘和冲动,这些是 ADHD 的典型症状和常见主诉。

　　ADHD 是否多发生于男孩身上,引发了外界尤其是家长的广泛关注。尽管男孩和女孩都可能罹患这种疾病,但男孩在早期即被诊断出来的可能性更大,因为他们在家里和学校表现出的症状更具有破坏性。在编写此书之时,有 1/5 的美国男孩在完成小学教育之前就被诊断出患有 ADHD。另外,这一具有警示性的统计结果也显示,一些临床医师对男孩的诊断太匆忙,而许多需要治疗的女孩,她们也像那些注意力分散比多动症状更明显的男孩一样被漏诊了。无论是这些男孩还是女孩,他们的心理和生理健康都可能受到长期严重的损害。

　　然而,到目前为止,关于 ADHD 最有争议的一点在于是否应该使用强效的兴奋药对该病进行常规治疗。将近 400 万美国儿童——几乎占被诊断儿童的 70%——正在接受这种药物治疗。尽管美国政府已经批准,并且医生也已证实这些药物对于抑制严重的分心和控制冲动行为是安全有效的,但许多人仍担心治疗的有效性,以及孩子的智力是否会受到影响。更多的担忧在于,我们这种快速解决问题的方式会导致极其复杂的社会问题。

但直到最近我们才认识到,成年人和儿童一样也在与ADHD进行斗争。在几十年以前,科学家认为ADHD的症状停止于青春期。然而此后研究者和临床医师观察到,尽管多数患儿的烦躁和多动症状消失于青春期,但是ADHD其他症状(特别是注意缺陷和组织能力低下)会一直持续到成年期。如今成年人的诊断率迅速增长,科学家估计美国已有近1000万成年人符合ADHD的诊断标准。随着越来越多的成年患者进行药物治疗,他们为ADHD药物提供了广阔的新兴市场。这类处方药市场中,中青年女性用药人数增长最快。

我们预测,在未来数年内被诊断出患有ADHD的美国儿童和成年患者的数量将会持续增加。造成这种趋势的原因很多,但其中最重要的一个因素是对ADHD的认识和接受度不断提高。此外,在过去的25年中,ADHD的诊断催生了学校的适应措施和特别服务。该病也被纳入了美国"医疗补助计划"和其他医疗保险项目的资金支持范围内。一种普遍现象是,当疾病与公共服务和基金联系在一起时,其临床诊断率常常超过实际患病率。

造成ADHD患病率持续攀升的另一个主要原因在于,全社会在学习和工作上的压力不断增大。医生对越来越小的儿童做出诊断也是患病率增加的重要因素。核心专业团体,如美国儿科学会(American Academy of Pediatrics,AAP),目前主张孩子应该早在 4 岁时就开始接受诊断和治疗,以避免后续可能会面临长期失败的风险。同时,儿童早期教育正受着全美国公众和基金的支持,所以越来越多的青少年需要在学校控制自身的行为。

ADHD 目前的病例增长率不可能无限期地持续下去。我们可以预见,对过度诊断和 ADHD 药物滥用的担忧不断加重,最终会导致更加严格的诊断程序和患病率的回落。只是这不会在短时间内出现。

ADHD 患病率迅速增长曾经被认为是一种美国现象,但目前其他国家对 ADHD 的了解、诊断和治疗也在增加。在全世界实行义务教育制度的国家中,各国儿童被诊断出患有ADHD 的比例大幅增长且其增长率惊人地相似。国际上对ADHD 进行药物治疗的比例开始接近于美国,引起了相似的争议,但是美国仍然是这一趋势的引导者。

随着批评者对药物治疗的风险提出警告,我们越来越意识到未经治疗的 ADHD 患者给纳税人造成了沉重的负担。除去治疗和特殊学校教育项目这些直接费用，美国人每年要因少年犯罪问题、物质滥用管理、意外事故，以及 ADHD 成年患者的低生产力支付上千亿美元的间接费用。除财政负担外，与 ADHD 相关的个人和家庭还将遭受更多困苦，包括高辍学率、无法融入同龄人、失业、生活不如意和离婚。

在数十年的研究和成千上万经同行评议的已发表研究的基础上，ADHD 的生物学基础和不良影响已经确定。一些卓越的美国科研工作者一生都致力于研究控制注意力、自我控制和组织能力的基本脑机制，以及有效的治疗策略和机制。即便如此，美国人对 ADHD 的本质和这种看似流行的疾病的成因的看法仍存在巨大分歧，并且很多时候还会被误导和迷惑。

还有一些实际的问题需要可靠的答案。被诊断出存在注意力问题的儿童的数量逐步上升，是否反映了教育系统存在广泛的问题？这种教育模式要求儿童连续静坐，并且采用"填鸭式"教学方法，实行标准化考试。ADHD 这一标签是否至少在某些情况下成了家长（或大学生、雇员）寻求学校特殊政策的理由？这些新的处方药是否都刺激了药物滥用，例如那些并未患 ADHD 但挣扎于学业的大学生甚至高中生用 ADHD 药物辅助学习？

这些情有可原的关心、被忽略和怀疑，加重了 ADHD 患者的负担。所有的精神疾病都会招致羞辱和歧视，但质疑 ADHD 的真实性往往导致真正寻求帮助的患者受到指责。药物治疗常被视为一种辅助治疗，一种试图掩盖家庭冲突、学校表现不佳，甚至更加普遍的社会问题的化学"创可贴"。结果是许多真正需要帮助的个人和家庭没有寻求到帮助。

换句话说，许多 ADHD 患者没有得到有效的诊断和治疗，因为人们被批评或争议吓退了。有些人完全不愿接受诊断，而其他人则转向"ADHD 复合产业"。这个产业包含众多项目，包括提供过分鼓吹而不受监管的补品、开办特殊学校和开展咨询业务，这样只会浪费金钱和宝贵的时间。

与此同时，在越来越多的病例中 ADHD 被过度诊断了，部分源于越来越容易获得的政府补贴。这一变化导致比以往都要多的贫困孩子被诊断出患有 ADHD——对某些孩子有帮助，但对另外一些孩子则没有。而且，随着新纪元的生活变得越来越具有竞争性，许多美国人，包括上班族和学生试图通过药物使注意力更加集中，减少睡眠需求。许多焦虑的家长和没有道德的成年人甚至愿意捏造症状以得到诊断，甚至有更多的人直接非法购买治疗 ADHD 的药物。

ADHD 过度诊断多半要归咎于非专业人士的草率评估，其门诊诊断时间甚至不足 15 分钟。即使是经过训练且旨在提供精确诊断结论的权威专家，也可能因为缺乏完善的报酬机制而轻易做出诊断。如果医疗系统和我们的社会都不能更加严肃地对待 ADHD 评估，我们都会为此付出代价。

基于以上事实，接下来，我们将不再围绕 ADHD 进行过多讨论，而是为教育者、决策者、健康专家、家长和公众提供直接论述和全面引导。本书将对 ADHD 的核心症状，生物起源和演变，男性和女性之间、不同种族之间、美国和世界之间不同的患病率做出解释。我们将详细阐述近期关于 ADHD 本质的最令人激动的科学突破，解释儿童和成年人是如何受到 ADHD 困扰的，以及 ADHD 的本质是如何随着人类大脑的发育而发生改变的。你们将了解学校政策和来自学习成绩的压力如何助长了现今快速增长的诊断率。我们也提供了干预策略指南，包括药物和社会心理治疗，以及家长和老师如何帮助孩子与 ADHD 进行斗争的实用信息。我们会告诉你如何选择一位可向你提供一套完整的评估和治疗计划建议的专家。同时，我们会始终强调任何关于 ADHD 的考虑都要涉及生物学和社会文化因素两个方面。这两个方面缺一不可。

本书是 ADHD 和精神健康领域的国际专家、加州大学伯克利分校心理学教授斯蒂芬·P. 欣肖（Stephen P. Hinshaw）和普利策奖获奖记者兼作家凯瑟琳·埃利森（Katherine Ellison）合作完成的作品。凯瑟琳·埃利森近年来专注于与 ADHD 相关的写作和公开演讲。他们都把丰富的个人和职业经历带入了本书。斯蒂芬·P. 欣肖跟随非常聪明但被误诊为患有精神疾病的父亲长大。斯蒂芬·P. 欣肖将毕生精力都用于理解与儿童精神健康相关的生物学、家庭和学校因素的相互作用及其治疗，并且在该领域已有众多著述发表。他最近的一本书是与他的同事理查德·舍夫勒（Richard Scheffler）共同完成的《ADHD 爆炸：传说、药物、金钱和当今对成绩的要求》。凯瑟琳·埃利森自身是一位 ADHD 成年患者，她还有一个患有该病的儿子。她在过去的几十年里都致力于关于 ADHD、其他学习障碍、神经科学进展，以及教育政策方面的研究和写作。她还发表过《流言：需要关注的一年》以及其他作品。

为便于您在阅读时抓住重点，我们在每一章结尾标有"关注……"的部分进行了总结。我们也希望您能牢记这些要点：

ADHD 的诊断意味着漫长教育旅程的开始，有些人可能称之为"强行军"，首先需要有开放的思想。

尽管科学家目前对精神疾病的遗传和生物起源有所了解，但这些疾病都出现在早期的生活经历中，比器官衰竭、创伤和感染性疾病更难定义和治愈。围绕着ADHD有诸多的争议和误解，去伪存真并不容易。

精神疾病很少单独发生——它们常常伴有共病，即共同存在的疾病。由ADHD造成或与之共存的共病，包括焦虑、抑郁、对立违抗性障碍，以及学习障碍和抽动秽语综合征。其他问题也可能伴随孩子长大而出现，并与ADHD共存。最常见的ADHD共病有物质滥用、进食障碍和自残行为。这些附加问题最终可能掩盖ADHD的核心症状，需要重视和额外治疗。

ADHD的发生与个人的生物学特性和生活背景密切相关。尽管对于ADHD的生物起源已经没有异议，但其症状的本质和严重程度与家庭、学校及同龄人群体有关。某些症状可能是由特定家庭、学校或工作中的伤害引起的。因此，我们不能仅仅考虑患者潜在的生物特性，还需始终注意其成长环境、社会关系、职业，以及在学校或工作中获得的支持等。

关于 **ADHD** 的讨论离不开学校的政策和压力。这的确是事实，因为 ADHD 的症状通常出现在上学的前几年，出现在注意力、自我控制和学业表现的要求增加时。

本书旨在做出简明的引导，而非一部百科全书。列于本书末尾处的部分延伸阅读文献更加详尽地覆盖了关于 ADHD 方方面面的内容。我们的目标是向您提供最权威和最新的科学知识的概览，并提醒您在人生路途中的每一步可能涉及的人类疾苦或希望。

致谢

我们感谢牛津大学出版社为本书提供一席之地！特别需要感谢编辑萨拉·哈林顿（Sarah Harrington）的支持和指导，以及编辑安德烈娅·泽科斯（Andrea Zekus）在本书出版各方面工作中提供的热情帮助！感谢凯瑟琳·贝伦迪克（Katherine Belendiuk）和伊丽莎白·欧文斯（Elizabeth Owens）在仔细阅读本书后给予我们宝贵的建议！

斯蒂芬深深感谢凯莉·坎贝尔（Kelly Campbell）和儿子杰夫·欣肖（Jeff Hinshaw），以及约翰·诺伊科姆（John Neukomm）和埃文·欣肖（Evan Hinshaw）的爱与支持！

凯瑟琳一如既往地感谢杰克·爱泼斯坦（Jack Epstein）和儿子乔伊·爱泼斯坦（Joey Epstein）及乔希·爱泼斯坦（Josh Epstein）！

目录

第一部分 面对现实

第二部分　采取行动

第一部分

面对现实

1 什么是 ADHD？

我们为什么应该关注它？

简而言之，什么是 ADHD？

ADHD，是 attention deficit hyperactivity disorder（注意缺陷多动障碍）的首字母缩写，是一种导致分心、健忘、冲动的疾病，某些病例还会出现从坐立不安到行走不定等无休止活动的神经发育问题。

也就是说，ADHD 并不简单。ADHD 是存在多种起源和变化的复杂疾病，人与人的表现可以截然不同，并且可能持续终身。但是有一点是可以基本确定的，ADHD 通常在儿童期发生，尽管有些人——他们中许多为女孩——可能直到青春期或成年后才得到识别和诊断。

ADHD 与其说是一贯注意力不集中或烦躁不安的问题，不如说是注意力和身体协调能力不佳的问题。ADHD 患者的行为各不相同，有时候在一个小时、一天、一学年（或一个工作年）内差异巨大。事实上，很多 ADHD 患者在对他们所做的事情很感兴趣时可以很好地集中注意力——甚至过分地集中（被称为"超专注"现象）。

与抑郁症、焦虑症,以及其他精神疾病甚至高血压一样,ADHD 是一种谱系障碍。患者可能存在轻度或中度的症状,但尚不足以做出诊断。就算不是所有人,至少我们中的绝大多数人也偶尔会在疲劳或压力过大时易于分心、坐立不安、冲动。只有症状达到一定程度,并造成不只在一个场景出现功能损害——例如同时在家庭和学校——方可确诊。在这个学校和职场压力日益增大的世界,始终能够自我控制已是奢望,ADHD 可能会成为主要的障碍。

ADHD 的核心症状是什么?

ADHD 最常见和最难以对付的症状为健忘、注意力不集中、缺乏专注力、坐立不安和冲动。患 ADHD 的儿童和成人比其他人更难集中注意力和持续对话。对于不感兴趣的工作,他们选择拖延而不是不完成,最后往往草草收场,而不能反映出他们创造性的技能和天赋。他们会忘记放家庭作业、太阳镜和钥匙的位置。(在每学年结束时,患儿家长常常在书包里发现几个月以前就该完成的家庭作业。)他们可能总是不耐烦,容易感到无聊,表现得粗心大意,而且无意中(经常)很粗鲁。

ADHD 患者常常忽略显而易见的风险,并且有意或无意地违反社会准则。他们可能打断别人的谈话,冲动地选择多选题的第一个选项,或者吹灭其他小孩生日宴会上的蜡烛。

　　ADHD 的典型症状分为两组,一组为注意力不集中和组织能力差,另一组为多动和冲动。表现出第一组症状的 ADHD 患者看起来并不真正在意别人在说什么或做什么,但实际上问题可能是他们没能跟上谈话的内容——这是一个相当严重的问题,特别是当老师或老板发出指令时。表现出第二组症状的 ADHD 患者显得以自我为中心、鲁莽而狂热。但是就像我们在后续章节中强调的一样,这些与分心、寻求刺激和过度活动相关的行为,实际上可能反映了逃避无聊和补偿大脑的各种方式,因为大脑更喜欢即时的满足,而不是更明智地关注长远利益。

　　临床医师提出了 ADHD 的三种类型或"表现"。注意缺陷型:难以集中注意力和难以忽略干扰。多动/冲动型:长期坐立不安,难以抑制冲动。混合型:显而易见,综合了上述两种类型的症状。研究 ADHD 的科学家认为大多数 ADHD 患者患有注意缺陷型 ADHD。然而,多数被诊断的患者患有混合型 ADHD。这是因为我们看到的过度活跃的儿童和成人更为突出，并且通常比古怪的白日梦者更让人讨厌。很可能是老师、父母、配偶或老板注意到混合型 ADHD 患者的问题，并且鼓励他们去寻求帮助（通常，只有非常小的孩子，大多数为学龄前儿童，被诊断为单纯的多动 / 冲动型，随着他们长大并被迫需要投入更多注意力到学校的学习任务中时，他们通常最终被诊断为注意缺陷型和多动 / 冲动型的混合型）。

《精神障碍诊断与统计手册》（*Diagnostic and Statistical Manual of Mental Disorders*，DSM），是美国精神卫生专业的官方指导手册（更多关于 DSM 的内容详见第 4 章），手册中列举了注意缺陷型 ADHD 的典型症状，如注意力不集中和健忘，粗心犯错误，以及在试图听从指令、完成任务和组织材料时很难维持集中的注意力。这种类型的患者也倾向于避免工作量大的任务，并且容易忘记自己放东西的位置。多动 / 冲动型的症状包括坐立不安、不能静坐、东奔西跑（或成人无休止的大脑活动）、大声说话、答案脱口而出，以及排队困难。

幼儿（从学龄前儿童到小学生）的核心症状，与其他同龄儿童相比，多表现为过度活跃，以及冒犯家长和老师。到初中时，患儿常常很难听老师的话，难以遵从老师越来越复杂的指令。此外，在这个时期，他们与同龄人的冲突增加。在中学，当学生们第一次被要求在日间交换班级和老师时，ADHD 患儿可能会因自身组织能力差而面临困难。对于进入大学的 ADHD 患者，繁重的课业负担可能令其无法承受。患者成年以后，处理工作需求和亲密关系时常常感到困难。

科学家发现 ADHD 患者尤其在两项必备的认知技能——工作记忆能力和执行功能上挣扎。工作记忆能力是我们一直使用的一项至关重要的技能。它涉及在大脑中同时容纳两件或更多的事情——这些事情很基础，就像你要去哪里和怎么

大脑可能无法发出正确的指令，这对患者来说很糟糕
Photo by JoanDragonfly on Flickr

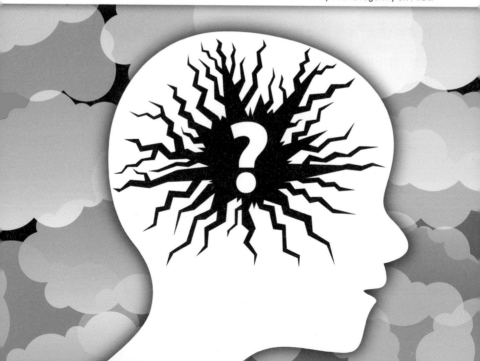

去。工作记忆能力较差是很多 ADHD 患儿不能遵从多步骤指令的原因，如老师指示"打开历史课本，翻到第 38 页并阅读前三个自然段"。工作记忆能力缺陷可能让你在最简单的日常生活琐事面前狼狈不堪，例如试图弄明白为什么要打开冰箱门或进行一段对话。工作记忆能力缺陷是学业失败的重要预警指标，同时也是个人自尊的主要威胁。

执行功能是指一系列更广泛和更复杂，对于处世而言至关重要的技能，包括提前思考、计划、组织、制定策略、改正错误、识别他人的感受并做出反应。执行功能缺陷的研究有助于解释为什么被诊断出患有 ADHD 的儿童和成人存在那么多的社会问题，并且难以管理自己的生活。他们可能忘记赴约或迟到，无法记住最要好朋友和亲戚的生日或生命中其他重要的事件，对于可以立刻获取回报的诱惑毫无抵抗力，努力挣扎着按时支付账单和完成工作项目。缺乏有效执行功能的人，其生活可能一团糟。

有趣的是，一些符合 ADHD 诊断标准的人并没有明显的工作记忆能力或其他执行功能方面的问题。他们的注意力不集中和冲动行为似乎有一套不同的大脑基础，更可能与产前并发症导致的反应低下或早期脑损伤相关。他们缺乏耐心，容易冲动,但这些并不是与执行功能相关的基本问题导致的。需要注意的是,ADHD 并不是孤立存在的:还有一些途径,从出生之前和生命早期开始,涉及脑部的不同区域,可能造成类似的核心症状及损伤(在第 3 章我们专门讨论了这些复杂情况的病因和动态变化)。

简单来说,ADHD 是通过迥异于一定年龄范围内个体的行为模式来确定的,表现为健忘、有时鲁莽、明显缺乏考虑、通常杂乱无章且反复无常。这些行为模式并不都会造成不良后果,我们在后文会提到,有一类亚型 ADHD 患者拥有非凡的创新能力和创造力。但遗憾的是,存在严重 ADHD 症状的患者大多很难适应日常生活的需要,他们的人生最后以反复失败、社会关系极差和自我形象颠覆告终。

注意缺陷是否是 ADHD 的主要问题? 抑或自控力差是更为重要的问题?

自 1980 年起,该综合征的名称里就包含了"注意缺陷"一词,但该词只能描述所包含的问题。有一点要强调,注意力也分为不同的类型,包括长时间持续的注意力和选择性的注意力,其中选择性的注意力涉及我们选择集中注意力的地方。ADHD 患者表现出的注意缺陷的类型可能各不相同。

此外,一些专家声称如果我们将关注点过多地放在注意力上,可能会忽视潜在的更为严重的自控力缺乏的问题,自控力也称为意志力、自律力或延迟满足的能力。在过去的几十年中,大量研究已经证实这项基本技能不仅对于避免终生遗憾意义重大,而且对于获得成功也十分重要。

沿着这些思路进行的关键研究是著名的"棉花糖实验",是由著名的心理学家沃尔特·米舍尔(Walter Mischel)于 20 世纪 60 年代早期设计的。米舍尔和他的同事让一群学龄前儿童做选择:他们可以马上吃一个棉花糖(或得到其他他们喜欢的礼物),但他们如果能等上 15 分钟,待研究人员离开房间时,他们便可以得到两个棉花糖。在后续的研究中,研究人员发现能够延迟享受、等待双倍奖赏的孩子在成年后会有更好的人生表现,包括更高的学业评价测验(Scholastic Assessment Test, SAT)分数、更好的学习成绩,以及更低的肥胖率,这并不让人惊讶。

米舍尔和他的同事推测,当儿童或成人试图延迟享受即刻的欢愉(来自棉花糖、香烟或购物)时,他们的大脑中存在着冲动和抑制的冲突。当我们追求长远目标时,必须找出一个方法,让我们冷静的大脑面对最佳选择时抑制本能的冲动。如果人们能够这样做,往往会过上更安全、更快乐、更健康和更成功的生活。

我们知道患有 ADHD 的人比其他人更难控制他们的冲动,导致他们陷入许多麻烦,这些麻烦包括但不限于:友谊问题、交通事故、药物滥用、赌博和婚姻冲突。这也是为什么以理

孩子很难抵御糖果的诱惑
Photo by Patrick Fore on Unsplash

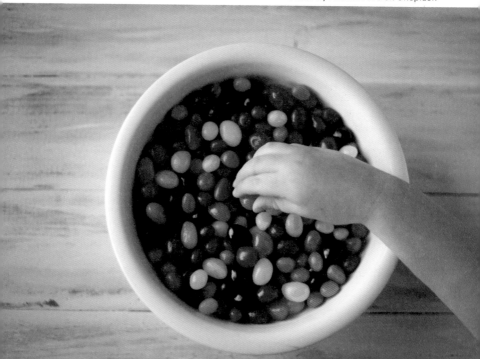

论家、心理学家拉塞尔·巴克利（Russell Barkley）为首的
ADHD 专家主张：成功治疗该病的核心问题，更重要的是控制
冲动，而非注意力。正如他解释的，若人们缺乏控制或抑制反
应的能力，就不能调整重要的执行功能，如工作记忆和长期规
划。相反，缺乏这种能力的人会受到之前所获奖励的限制。因
此，在他看来，以注意缺陷为主（注意缺陷型）的 ADHD 患者与
以冲动为主的患者的情形是截然不同的。

另外一个关于 ADHD 核心问题的观点来自心理学家诺
拉·沃尔考（Nora Volkow）的开拓性研究，她是美国国家药物
滥用研究所（National Institute on Drug Abuse，NIDA）主任。
她认为 ADHD 实际上是动机缺陷，或者用她的话说，是一种
"兴趣障碍"。她得出这一结论是基于对脑扫描结果的研究。
研究显示有一些 ADHD 患者生理唤醒不足，这也有助于解释
为什么他们逐渐陷于即时满足的神经刺激，而不愿意做能培养
重要技能但必须坚持的长期性工作。嗜睡的 ADHD 大脑的模
式揭示了为什么许多患者总是坐立不安、难以安静下来，因为
这种持续的活动可以帮助他们保持清醒。一些专家采用该模
式解释许多 ADHD 患者为什么如此令人讨厌：他们可能是在
戏弄、挑衅和命令，尤其是激怒他人，这些行为让他们觉得很

兴奋。

ADHD 患者在时间管理和组织能力方面也存在缺陷。他们可能明显低估了完成任务所需的时间，以至于他们最终的表现远不能展示其意图和才能。他们常常在开会、约会时迟到，甚至参加他们自己的孩子的演出时迟到，让人觉得他们不可靠、麻木、冷漠。他们可能完成了自己的工作，却把它弄丢了或者忘了交。即使他们已尽了最大的努力，也显得没有责任感。

当我们说 ADHD 很复杂时意味着什么？你可以试着简单地给它下定义，却需要花时间去理解与 ADHD 相关的本质问题。这些问题不仅在已确诊出患有 ADHD 的不同患者之间差别很大，而且对于不同环境，甚至不同时间跨度（一天或一年）下的患者也会产生不同的影响。

幼儿（特别是男孩）所具有的典型症状是否都归因于 ADHD?

多动和冲动行为在幼儿和学龄前儿童中很常见，这可能是一个令人头疼的问题。人在大脑成熟和不断社会化的过程中，需要多年的磨炼和不断的自我控制。科学家直到最近才肯定，对自我调节和执行功能至关重要的大脑额区直到约 25 岁才完全发育成熟。这引发了一个合理的质疑，是否我们在儿童期就是病态的？尤其对男孩而言，因为男孩的脑部发育普遍比女孩的慢。

从这方面而言，ADHD 是不同于自闭症的。自闭症的典型症状包括婴儿拒绝被抱或目光接触，幼儿语言功能发育迟缓，以及稍大一点的孩子沉迷于怪异的兴趣，近乎发育异常。与 ADHD 相关的行为模式非常普遍，增加了诊断 ADHD 的难度，但并不是不重要。就像我们在第 4 章提到的，一名有资质的心理学家、精神科医师或受过良好训练的儿科医师，应该有能力区分典型的儿童特征和潜在且弱化的 ADHD 症状，前提是他们必须按照有循证依据的医学指南进行全面评估。

ADHD 和 ADD 有何区别？

答案很简单：没有区别。ADHD，我们过去称之为 ADD（attention deficit disorder，注意障碍），它是于 1987 年在"ADD"基础上更新的一个名称而已。

简要回顾一下背景知识。很多人对此感到困惑，这是有原因的。在临床医师进行 ADHD 诊断的一个世纪里,ADHD 有过不下 6 个名称,这段历史我们将在后面详细介绍。直到 1980 年临床医师才开始关注注意力(或者更准确地说,注意障碍),也是在那时,该病被重新命名为注意障碍(ADD)。

这个新名称反映了对该病患儿更具同情心的观点,这一观点最初是由加拿大心理学家弗吉尼亚·道格拉斯(Virginia Douglas)提出的。在 20 世纪 60 年代初期,道格拉斯开始在蒙特利尔儿童医院门诊接诊注意力严重不集中的儿童。她尤其关注那些似乎无法控制冲动、匆匆完成家庭作业、粗心大意、骂人、打架和在大厅里跑来跑去的男孩子。道格拉斯逐渐提炼了一种理论:这些冲动行为是在维持注意力方面出现了问题引起的——这一观点最终导致了 20 世纪 80 年代被诊断出患有 ADHD 并接受治疗的儿童的数量急剧增加。那时,ADD 代表了一个总体概念,同时包括注意缺陷和多动/冲动两种类型。

但在 1987 年,《精神障碍诊断与统计手册》的修订版再次将该病的名称改为包含过度活动的 ADHD。尽管 ADHD 仍然是目前的官方名称,但许多作者、演说家和临床医师仍然沿用"ADD"来描述该病,另一些人则用"ADD"特指注意缺陷型 ADHD。

我们将继续使用 ADHD 这一名称，并且本着该名称更准确的初衷推荐您也使用——但是我们不能保证这个名称将来不会再改。事实上，一些科学家提出是否应该将该病命名为抑制缺陷或使用其他更能准确反映该病本质的词语。就目前而言，请记住 ADHD 是指范围广泛的缺陷和损害，而不仅仅是注意力分散。

为什么需要重视 ADHD？

纵向研究对 ADHD 患儿进行了多年监测，为这一问题提供了关键性的答案。在随访 15 年、20 年，甚至 30 年后，消息并不令人振奋。一些研究团队发现，与未患 ADHD 的人相比，ADHD 患者更容易沉迷于毒品和酒精，更多青少年患者怀孕，更频繁地发生车祸、有自杀倾向、易感染性病、经常与警察打交道，甚至寿命更短。平均来看，ADHD 患者朋友更少，婚姻满意度更低，到医院就诊更频繁。欣肖的团队特别记录了女孩和年轻女性 ADHD 患者遭受的触目惊心的伤害，我们将在后文进行讨论。

关注：ADHD 的本质

ADHD 是一种非常常见的行为障碍性疾病，其核心症状涉及分心、难以维持注意力、易冲动，一些病人表现为坐立不安和多动。然而其严重程度因人、时间和需求而异。在很多情况下，特别是在传统的学校环境中或者需要长时间静坐的工作环境中，这种病会演变为一种严重缺陷。ADHD 并不是一种新的疾病：在整个人类的历史中都存在严重分心和自我控制能力差的障碍。近年来美国 ADHD 的发病率急剧上升，其中至少有一部分原因是我们对学习成绩和工作业绩的要求越来越高。

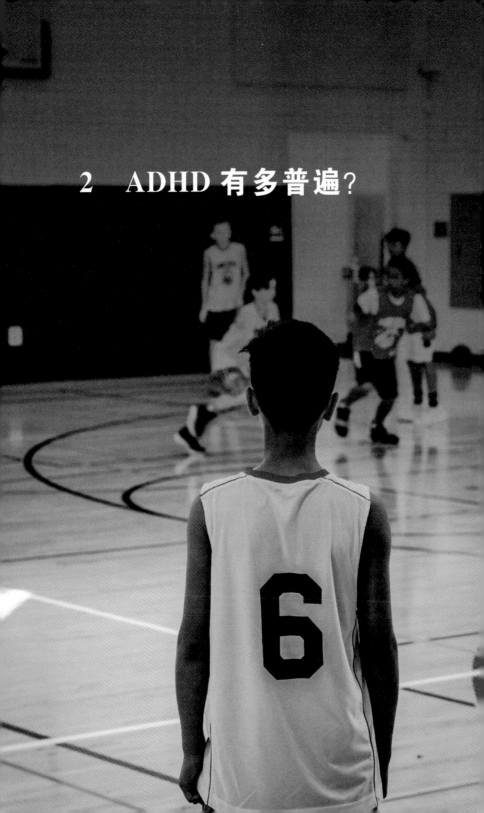

2　ADHD 有多普遍？

在当今美国，儿童和成人的 ADHD 患病率如何？

在回答这个问题之前，必须明确患病率和诊断率之间的区别。ADHD 患病率仅仅是指：真正患有此疾病的人数占总人口数的比例。然而，诊断率是指接受临床医师诊断的人数占总人口数的百分比，不论诊断准确与否。

对于能够通过特殊生物学检测方法诊断的疾病，例如艾滋病，相对容易确定其真实患病率——只要研究者采集普通人群的样本，而不只是收集医院就诊人群的样本。但是对于精神疾病来说，评估患病率和诊断率都是很棘手的工作，由于缺乏客观指标，报告的患病率通常过高或过低。例如，报告的患病率过低可能归因于，没有接受诊断的病人（或他的家人）害怕受辱或没有接受有资质的医学专家的诊断。与此相反，报告的患病率过高可能是因为草率的诊断、学习压力的增加，以及某些人试图借此机会得到处方药物并从中获益。

正如此书详述的，很多因素会影响谁被诊断和谁不被诊断，这就意味着诊断率可能不能准确反映真实的 ADHD 患病率。诊断率的上升可能反映了医学或社会的改变——从提高对该病的认识到政府出台政策鼓励人们获得诊断并寻求帮助。当你思考以下统计数据时,请牢记这几点。

如引言所述,2011—2012 年美国疾病预防控制中心(Centers for Disease Control and Prevention, CDC)的调查数据表明:大约有 11% 的 4—17 岁美国儿童被诊断出患有 ADHD。这意味着美国儿童和青少年中大约有 640 万人患有 ADHD。而成人没有正式的对比评估数据,部分原因是以往大多数人认为 ADHD 是儿童疾病。但如今,临床数据和私人委托调查报告表明接受诊断和药物治疗的成人增加最快,尤其是成年女性患者人数增长迅速。研究者估计,半数或以上被诊断出患有 ADHD 的儿童成年后将存在同样明显的受损症状,由此我们可以推断,仅仅稍多于 5% 的成人患有该病,也就是说,美国大约有 1000 万 ADHD 成年患者。

在美国,ADHD 诊断率增速如何？ 为何如此？

答案是真的很快。如引言所述,ADHD 诊断率在过去 10 年增长了 41% 以上。稍微回顾一下历史记录,我们就能更好地理解这一令人惊讶的信息。

ADHD 诊断率最早是在 20 世纪 60 年代采集数据的。那个时代的里程碑是,利他林(Ritalin)[2000 年以后为专注达(Concerta)]等品牌销售的精神兴奋药"盐酸哌甲酯"于 1961 年首次获准用于患有 ADHD 的儿童。当家长发现有一种看似简单的疗法能够帮助他们好动的子女在学校集中注意力后,诊断需求大幅增加了。

那时,科学家估计有 1% 的儿童被诊断出患有 ADHD,尽管并没有可信赖的国家调查来检测其准确性。更加肯定的是,

用于治疗ADHD的利他林
Photo by unfolded on Flickr

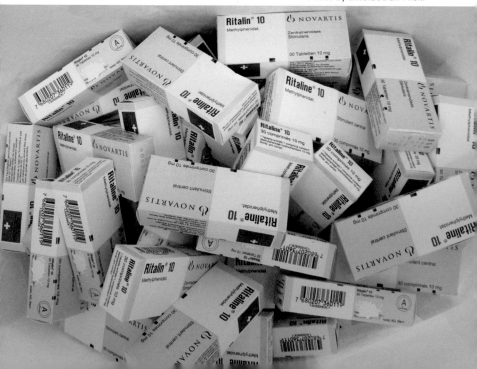

在接下来的几十年间 ADHD 诊断率还在不断上升。原因多种多样,包括引入新的诊断词汇——先在 1980 年称为 ADD,然后在 1987 年称为 ADHD——带来新的和更宽泛的标准;另一个推动诊断率上升的因素是第一批社会支持团队的出现,其中包括后来演变成儿童和成人注意缺陷多动障碍组织(Children and Adults with Attention Deficit Disorder, CHADD)的团体,这是一个很有能力的国家游说组织。在第 6 章,我们将介绍更多关于 CHADD 以及其他类似组织的信息。这些组织不仅仅有效地帮助人们拓展了对 ADHD 的认识,而且促进了 20 世纪 90 年代初期一些重要政策的改变。

其中一项改革是 1991 年再次颁布美国《障碍者教育法》(Individuals with Disabilities Education Act, IDEA),这是美国联邦政府的特殊教育法,最初于 1975 年通过。再次颁布后,《障碍者教育法》规定 ADHD 为一种特殊诊断案例,这能保证孩子获得特殊服务和膳宿补贴。几乎与此同时,美国联邦医疗补助计划的范围扩大,涵盖了更多儿童承保险别,包括行为障碍,例如 ADHD。美国最高法院也规定补充保障收入(supplemental security income, SSI)资助对象应包括 ADHD 患者(只要 ADHD 病情严重,且父母能提供存在认知、沟通,以及社交和个人功能障碍的证明)。截至 20 世纪 90 年代中期,以上这些措施一定程度上导致 ADHD 诊断逐渐普及,估计超过 5％ 的美国儿童和青少年被诊断出患有 ADHD。

在随后的几年内,数百万美国人通过互联网获取信息,可以在家中学习更多有关 ADHD 的知识。在 20 世纪 90 年代末,另一个重要的改变是在杂志、电视和网络上出现了直接面向消费者的 ADHD 药物(还有许多其他心理和精神类药物)广告。我们可以合理推测,当许多家长看到孩子愉悦而顺从地写作业的画面后,也会带着自己多动且注意力不集中的子女去就诊,看他们是否能被诊断出患有 ADHD。

正如后文将详述的,一个至关重要的变化是在 20 世纪 90 年代出台的美国国家政策,这些政策使学校的资助依赖于所属地区的考试成绩,致使 ADHD 诊断率激增。2001 年,乔治·W. 布什(George W. Bush)总统签署美国联邦法案《不让一个孩子掉队法案》(No Child Left Behind Law),并将此做法推广到其他之前没有颁布此类法案的州。

但是还有更多的报道指出,有另一个原因导致诊断率增长。21 世纪初,美国疾病预防控制中心首先开始追踪 ADHD

和自闭症患者的行为与神经发育情况。在全美国开展的一项大型、定期的儿童健康调查的调查表中添加了一些问题，该项调查的样本是全美国近 10 万具有代表性的家庭。这些问题包括是否有医生或其他健康工作者曾经告诉过家长，他们的孩子被诊断出患有 ADHD——如果是，孩子是否接受过药物治疗。

美国疾病预防控制中心在 2003 年进行了涵盖这些问题的首次调查。在那时，有 7.8％的 4—17 岁儿童和青少年接受过 ADHD 诊断。4 年后，即在 2007 年，此年龄段的 ADHD 诊断率迅速上升到 9.5％。2011—2012 年进行了第三次调查，比例又上升到了 11％：在此年龄段有 1/9 的儿童和青少年接受过 ADHD 诊断。正如引言所述，此数据意味着 ADHD 诊断率在几年内增长了 41％。更加令人吃惊的是：有 20％——也就是 1/5 的青春期男孩接受过 ADHD 诊断。

这些数据反映的是父母所述的诊断率，就是前述的诊断率，而不是实际患病率。据专业推测，尽管还有部分儿童（特别是女孩）没有接受过诊断，但是在很多年龄段，ADHD 被过度诊断已成为一种普遍现象，这主要与很多地区草率的诊断流程有关。因此，我们相信到目前为止美国的诊断率超过了实际患病率。

如后文所强调的那样,值得注意的不仅仅有诊断率的普遍上升,还有美国各个州和地区的差异。美国南部和中西部地区与太平洋沿海地区相比,ADHD 诊断率要高得多,问题突出而棘手。同时,其他发达国家许多地区的 ADHD 诊断率也在迅速上升。下面我们将会讨论这个问题。

ADHD 诊断率的上升是否和自闭症诊断率的上升有某些相似之处?

近些年,自闭症诊断率较 ADHD 诊断率的增长要快得多。直接原因是自闭症的既往诊断率非常低。在 20 世纪 90 年代初期接受自闭症诊断的人不足儿童和青少年人数的 1/10,当时儿童和青少年人数占总人口数的 1%,而儿童和青少年 ADHD 诊断率为 3%~5%。由于诊断率基数小,任何诊断病例数的增幅都自然显得特别大。

自闭症诊断率和 ADHD 诊断率的增长确实存在共同之处。表现之一是近年来这两种疾病的官方诊断标准都放宽了,使人们更容易获得诊断资格。同时,公众对这两种疾病的认识也得到了大幅提高。另一个近期的表现是这两种疾病诊断标签能够使家庭获得外界对家中孩子的帮助。教育和医疗保险的政策变化——例如,目前加利福尼亚州要求教育和医疗保险覆盖自闭症的行为疗法——使得获得自闭症诊断越来越有价值,特别是当一个孩子在学习或社交方面面临困难的时候。

此外,还有一些原因说明这两种疾病的实际患病率(而不仅仅是诊断率)有所增长,我们将在下一章详述。这些原因包括愈加暴露在有毒化学物质中,以及早产儿和低体重儿存活数量的增加。鉴于日间托儿所中压力过大的儿童不断增多,且更多老师可以在这种环境中观察儿童的行为模式,日间托儿所中 ADHD 患儿数量快速增长或许能部分解释 ADHD 患病率的上升。

ADHD 是一种新型疾病还是一直以某种形式存在着?

千百年来,医生、哲学家、科学家、诗人和小说家已经研究和评论过使一些人较他人更加冲动、大胆和注意力不集中的性格变异。这种变异有多种不同的解释,如存在躯体缺陷、道德败坏等,或者是不同解释的任意组合。

在古希腊,冲动的行为被认为是血液过剩引起的,并用水蛭加以治疗。但是,直到差不多 2200 年以后的启蒙运动时期,苏格兰医师亚历山大·克赖顿(Alexander Crichton)爵士描写了"注意力病态改变",其表现为极度精神不安和分心。这种表现也许在生命早期渐趋明显,大概是由疾病引发的,并易于妨碍患儿的教育。

克赖顿描述了该病的一个特点,即"缺乏对任意事物必要程度的持续专注力",这显然与 ADHD 诊断标准中的一点相似。他也描写了一种对刺激,如狗叫或其他突发噪声的极端反应状态。此类病患的不安状态被称作"烦躁"。克赖顿接着观察到这种症状会随着年龄的增长逐渐减轻——几个世纪后,研究者也发现有半数的此类病患确实表现出这种症状。研究者同样证实了最常观察到的过度活跃症状到青少年及以后的时期趋于隐蔽,但缺乏组织能力和注意力、心神不宁等症状则更有可能持续存在。

在维多利亚时代,贯穿 19 世纪中后期,美国的先驱心理学家威廉·詹姆斯(William James)在克赖顿的观察基础上,细化了自己的观点,将注意力不集中、分心和不道德的行为——犯罪行为联系起来,即使他不相信该领域内能为此类病患所做的事有很多。

尽管存在很多反对意见,但在接下来的几十年中,人们对于我们今天所说的 ADHD 的认识变得越来越明晰,欧洲和美国有许多医生与学者探寻帮助重度注意力不集中患者的方法。20 世纪初,其中的一位先驱——英国医师乔治·斯蒂尔(George Still)做了一系列开创性演讲。他在演讲中定义了当今 ADHD 诊断中常见的一系列行为,还描述了一群存在"道德控制上的重大缺陷"的年轻病人。正如他所说,这群病人不仅仅注意力不集中,而且多动、易惹事、好斗、挑衅,有时候残忍且不诚实,对惩罚麻木不仁。

德国医师海因里希·霍夫曼(Heinrich Hoffman)写了一首诗,于 1904 年发表在医学期刊《柳叶刀》(*The Lancet*)上,描写了调皮的"烦躁的菲尔(Phil①)",这是一个典型的具有 ADHD 症状的男孩,他:

············

不能安静地坐着;

---

① 此处的 Phil 为诗中 Philip 的昵称。——译者注

他扭动着，

傻笑着，

然后，我宣布，

他前后摇摆，

而且翘起他的凳子……

直到他的椅子过度倾斜，

菲利普（Philip）竭力嘶喊

…………

据乔治·斯蒂尔记载，他观察到的这种挑衅行为通常发生在 8 岁之前，而且在男孩中比在女孩中更常见。这种行为尤其常见于存在酗酒者和罪犯的家庭——这是 ADHD 具有遗传性的首要暗示之一。

研究者还在继续寻找确凿的证据。在接下来的几十年，研究者通过调查、X 射线、脑电图、脑扫描、临床观察和基因检测去寻找导致严重分心的根源。在收录医学期刊和报告的主流数据库 PubMed 上输入 "attention deficit"（注意缺陷），你可以找到发表于 1966 年至 2014 年的接近 30000 篇论文，其中超过 2/3 是在 2004 年至 2014 年发表的。

躯体和精神健康之间有着强烈的关联，这种意识在第一次世界大战期间首次流行起来。那时候脑炎暴发，全球至少有6000万人感染。医生惊奇地发现，很多幸存者出现了注意力和冲动的问题。他们很快又发现，一些病原体除了影响器官，还会影响大脑，从而导致行为变化。这个将生物学和行为联系起来的明确证据是现代的我们理解 ADHD 的向导，将 ADHD 与基因和产前影响联系起来，而不是与教育或先天的品行联系在一起。我们将在下一章进行更详细的讨论。

反向推理，20 世纪早期的临床医师开始假设，如果同样的行为方式出现在儿童或青少年身上，那一定存在某种潜在的大脑病理机制——即使这可能无法检测出来。这种假设导致 ADHD 患儿被描述为罹患"脑炎后行为障碍"，随后又被描述为患有"轻微脑损伤"，再后来又慢慢变为更温和的"轻微脑功能障碍"。在接下来的几十年，这些词语共同被应用于科学文献中和临床上。

直到 20 世纪 50 年代，科学家对 ADHD 的理解已经变得越来越准确。"轻微脑功能障碍"能包含一系列症状——抑郁、语言迟缓和尿床，这与典型的分心症状仅有少许关联或完全不同。因此，专家提炼出了新的术语，例如"多动冲动综合征"和

20 世纪 60 年代末提出的"儿童多动反应"。"多动"已成为简化后的临床标签。在 1980 年,如前文所述,这些术语被进一步提炼为"注意障碍"。

有趣的是,在 19 世纪晚期,人们对 ADHD 的认知和兴趣有了第一次大幅提高,对注意障碍儿童的诊断也更为严格,正如当时发达国家的义务教育正成为规范一样。这是历史上第一次绝大多数儿童必须安静地坐在学校里上课,需要在一天的学习时间里集中注意力,这超出了患儿的能力范围。因此,可以肯定地说,义务教育是第一个揭示儿童 ADHD 真实患病率的重要因素。

关注:患病率

毫无疑问,ADHD 以某种形式存在于人类历史的开端。但是,在科学和医学上对其进行真正的研究始于 19 世纪中期的义务教育发展之初。在白天大部分时间里,孩子们必须坐在教室里,规范他们自己的行为并保持自我控制,这使得那些注意力特别不集中和特别不安分的个体突显出来。事实上,这是老师作为观察者第一次有机会观察患儿行为并将之与大量普通儿童的行为做比较。根据美国疾病预防控制中心 2011—
2012 年的调查报告,大约有 11﹪的 4—17 岁美国儿童和青少
年曾被诊断出患有 ADHD。这就意味着大约有 640 万美国儿
童和青少年患病。17 岁以上患者的数量估计值不那么权威,
但是研究者相信在美国大约有 1000 万成人患有 ADHD。

3 发病原因

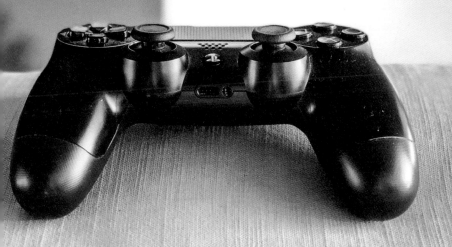

ADHD 的最常见病因是什么？（提示：家族遗传）

ADHD 可由单个或多个不同的因素诱发，我们将会在本章中一一列出。但到目前为止，患上 ADHD 的最常见途径是家族遗传。众多关于双胎和领养儿童的研究已帮助科学家明确了基因和环境产生的作用。100％的遗传性意味着基因本身可以决定人群不同的症状、特质或疾病，这些研究表明 ADHD 的基本症状大约 75％是遗传的。

换言之，有些人极度专注，另一些人注意力完全分散，而大部分人则处于正态分布中间的某个位置，这主要是遗传因素而不是环境因素导致的。75％这个数值小于身高的遗传度（约为90％），但大于抑郁症的遗传度（30％～40％）和精神分裂症的遗传度（60％），与双相障碍和自闭症的遗传度（超过80％）接近。双相障碍和自闭症均是目前科学界已知的与遗传高度相关的精神病。

ADHD 与遗传相关的另一表现是：在患有 ADHD 的儿童的亲生父母中，不少于 40％的人同样表现出明显的 ADHD 症状，无论父母是否曾接受过诊断。正如我们将在本章后面的讨论中所述,这种情况给父母管教 ADHD 后代增加了较大的难度,因为父母可能也需要处理自身缺乏组织能力和过度情绪化的问题。

遗传并非一个简单的概念。尽管遗传对 ADHD 的影响很大,但没有单一的基因能导致该病,对于所有其他心理障碍和几乎所有复杂的躯体疾病来说,亦是如此。多达 50、100 或更多种的基因变异体或等位基因,可能通过影响大脑中与注意力和动机相关的重要化学递质的产生和反应,最终导致 ADHD。稍后在讨论 ADHD 患者的大脑如何运作的部分,我们将会告诉大家关于这些化学物质,即神经递质的更多信息。现在我们仅考虑一下这一里程碑式的发现:科学家最近发现了一种称为 DRD4-7R 的基因变异体,常见于 ADHD 患者中,其可减少大脑内关键神经递质多巴胺的受体。这种等位基因的存在与寻求刺激、追求新奇的异常倾向有关,最终导致具有这种倾向的人偏爱冒险,而其他人通常会规避这些风险。

关键问题是如果大脑传递多巴胺的能力降低,大脑可能会处于长期沉睡(临床术语为"低唤醒水平")状态——因此患者坐立不安以保持警觉或需要以高风险的行为来避免无聊引起的烦躁和焦虑。这种模式有助于解释为何旨在通过奖励制度改变行为的兴奋药和疗法可成功地用来治疗 ADHD：它们可帮助提供产生动机所缺少的原料。

最近的研究表明，一些导致 ADHD 患病风险变大的基因同样会提高自闭症的患病风险，即使这两种疾病的临床表现截然不同。这个有趣的发现告诉我们，不一定是某些特定基因导致特定的心理障碍，而是某些基因决定大脑发育，大脑发育又被其他基因和早期环境因素影响，从而产生不同的行为和情绪。

稍后在本章讨论父母和学校的影响时，我们会为你讲述更多关于基因与环境相互作用的信息。现在请记住，即使是遗传度高的特征和行为模式，随着时间的推移，环境因素也可使这样的特征和行为或多或少发生明显变化。身高就是一个很好的例子。当今人们的身高比他们的曾祖父辈平均高几英寸①，但这并非因为影响身高的基因在几代之后发生了突变。相反，在 20 世纪，我们的饮食变化已经改变了基因的影响，即科学家所称的基因表达。

ADHD 也一样，尽管该病的遗传度极高，但是现代环境中不断更新且颇具戏剧性的变化，包括大量的电脑和手机信息，

①　1 英寸≈2.54 厘米。——译者注

以及迫使人们多任务并行且要更快更早地完成的社会压力,可能会使我们中的多数人比以前更不专注,更加冲动(快速完成任务)。然而,在当前变化的信息环境中,基因是决定我们当中的哪些人处于曲线的极值点的关键性因素。我们喜欢这样说:ADHD 患者是当代的"煤矿中的金丝雀",他们比其他人在转移关注和成就带来的压力方面更敏感,而这种压力最终可能影响到几乎每个人。

ADHD 的其他可能病因是什么?

除了基因,出生前或出生时以及童年早期遇到的困难均可引发 ADHD 症状。胎儿暴露于重金属、酒精、尼古丁和有毒化学物质中,与其他产前风险一样,均可导致出生体重过低。所有这些因素都可引起注意力不集中、冲动等基本症状,某些情况下可表现为多动。

一些研究表明,胎儿或儿童即使接触极少量的铅,也可出现认知和行为缺陷,类似于 ADHD。同样,孕妇过量饮酒可以导致胎儿酒精效应,包括典型的 ADHD 症状,如注意力不集中、冲动、多动、学习困难,有时可出现攻击性(更极端的饮酒可导致胎儿酒精综合征,可对婴儿的大脑造成急性损伤,可能导致智力障碍和明显的面部异常)。也有证据表明,孕妇吸烟,甚至婴儿或儿童接触二手烟也会导致孩子出现 ADHD 症状。

近年来,科学家对幼儿的大脑受到的伤害表示担忧,因为即使暴露在低水平的有毒化学物质中,大脑也会受到伤害,而有毒化学物质在我们的环境中越来越常见。其中最主要的一类有机化合物,被称为有机磷农药,用于杀虫剂、化肥、除草剂和溶剂,在我们大部分食物中均有残留。虽然这一领域的研究

生活环境中令人猝不及防的二手烟可能导致儿童出现ADHD症状
Photo by ryanmcgilchrist on Hickr

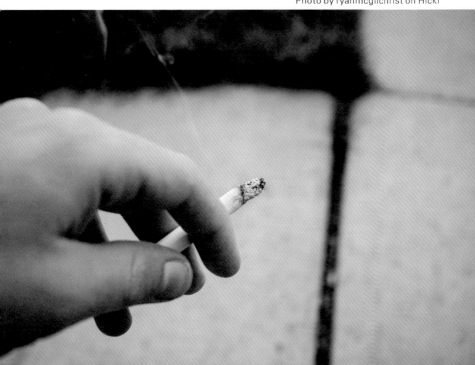

尚处于起步阶段,但研究人员已发现,儿童早期暴露于有机磷农药与后期出现注意力不集中、多动症及自闭症的一些症状有明确的关系。

研究人员还发现,类ADHD症状与接触邻苯二甲酸盐和双酚A有一定的关系,日常生活中的许多塑料制品,包括婴儿奶瓶、吸管杯、安抚奶嘴和磨牙圈中均发现了上述化学物质。双酚A被用来制造硬塑料产品,如婴儿奶瓶,而邻苯二甲酸盐则可使塑料变得柔软,可用来制造浴帘、化妆品和许多医疗设备等。这两种化学物质都可从塑料渗入液体和食品中,尤其在被加热或长时间使用时。二者同时也是内分泌干扰物,可通过多种有害作用影响甲状腺功能和激素。欧盟已经禁用了这些化学物质,美国的一些行业也在尝试停止使用,但是美国联邦政府还没有介入,而且这些化学物质非常普遍,可能需要人们经过多年的努力来寻找可以替代它们的物质。

另一个主要问题是铅暴露和汞暴露,正如我们前面提到的,例如含铅汽油或1978年以前建造房屋所用的涂料均含有铅,以及越来越多的研究发现几种鱼类含有汞。所有这些物质都与脑损伤有关,可引发类ADHD症状。这可能是由于具有某些遗传缺陷的孩子特别容易受到这些有毒化学物质的影响。

这是一个典型的基因与环境相互作用的例子,即环境暴露造成的危害取决于脆弱基因的存在。这再次提醒我们,很明显,基因遗传和环境对易患 ADHD 的个体来说不是单独存在的,而是共同作用的。

接下来要说的是,早产儿,尤其是低体重儿,是引发 ADHD 症状的另一个危险因素,并且也可以导致学习障碍、抽动秽语综合征,甚至脑瘫。低体重儿经常出现与学习、运动行为和注意力相关的脑出血。受益于日益进步的新生儿重症监护技术,与以往相比,有更多的低体重儿存活下来。不幸的是,这种进步可能会导致 ADHD 的患病率(不仅仅是诊断率)上升。

所有这些病例是为了提醒各位注意,ADHD 是一个多方面的综合征,而不是由单一的病因引起的。不同的发育途径可能导致相同的基本症状。最严重的一些病例,有可能是遗传风险和暴露于上述有毒物质的共同作用所致。

ADHD 患者的大脑中的何种病变引发了症状?

科学家已有证据显示,被诊断出患有 ADHD 的患者的大脑有几点与众不同之处。可以将它们归为一组或者三组：化学物质、结构和功能。它们是有生物学基础的，与之相反的是，毫无根据的流行观点认为 ADHD 源于不良品德和糟糕的育儿之道。

先从化学物质说起：此处的关键词是多巴胺，作为一种非常有名的神经递质，它是注意力和动机的基础。与大脑中的其他化学信使一样，多巴胺能在突触间，即脑细胞（神经元）之间的间隙传递电信号。每当这个微交通系统疲乏时，大脑就不能发挥其最佳功能。

多巴胺是与 ADHD 有关的神经递质中的一种。另一种是去甲肾上腺素，它在控制冲动过程中起着重要作用。相比之下，多巴胺在面对奖赏时的警觉性、专注性和敏感性方面起关键作用。它被认为可能是使大脑兴奋的灵药，通过吸引我们尝试新奇的事物（好的或坏的），如树上的一种新浆果，草丛里的一条蛇，或一张邮寄支票来唤起我们的兴趣。多巴胺是大脑中几条主要通路中的一种核心神经递质，而这些通路都与动机、努力和自我调节直接相关。

多巴胺水平过高会让人精神错乱，而太低则会让人动弹不

得，与帕金森病患者的症状相似。近年来，科学家研究发现，在
ADHD患者的大脑中，这种重要的化学物质存在着一些问题，
它们不是分泌太少，就是受体较少，或者不能发挥作用。美国
国家药物滥用研究所的诺拉·沃尔考开展的脑扫描研究显示，
被诊断出患有ADHD的成年人的大脑中多巴胺受体明显较
少，它们正是存在于那些与记录奖赏或保持专注和注意力相关
的神经通路中。沃尔考发现，即使是从未服用过药物的研究对
象，结果亦如此，这意味着此研究结果不能归因于任何与多巴
胺受体有关的兴奋效应。沃尔考的结论得到了该领域其他顶
尖专家的认同，即至少有一些ADHD患者患有先天性的多巴
胺缺乏症。

在更为宏观的结构性差异方面，发育神经学家最近有惊人
的发现，其中包括ADHD患者大脑的重要结构通常比其同龄
人要小。

在过去的几年中，美国国家心理健康研究所（National In-
stitute of Mental Health，NIMH）的菲利普·肖（Philip
Shaw）和他的团队对ADHD患儿及其对照组进行了一系列的
定期脑扫描。扫描主要集中在皮质——大脑的最外层，满布密
集的神经元，更具体地说，是额叶的那部分皮质。众所周知，位

于前额后方和头顶部的额叶在自我控制和执行功能方面发挥着重要作用。

在正常的发育过程中,一般人的额叶皮质在 6 岁左右可达到最大厚度。但针对 200 多个 ADHD 患儿的调查发现,他们的额叶皮质直到 9 岁或更晚才达到最大厚度,这表明有明显注意缺陷和冲动性的儿童的大脑发育与对照组存在 3 岁或更大的差距。到了青春期,额叶皮质会明显变薄,但 ADHD 患儿的额叶皮质的厚度仍旧小于对照组的。菲利普·肖和他的研究

ADHD对大脑额叶皮质有重要影响
Photo by Scientific Animations on Wikimedia Commons

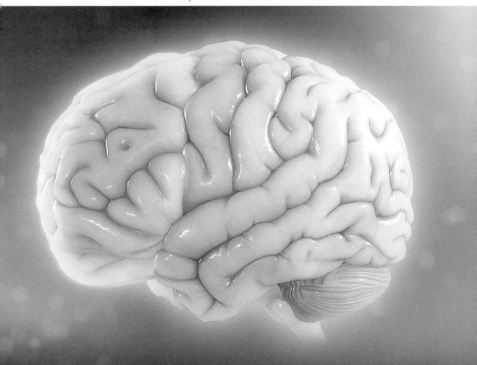

团队还发现,在确诊的样本中,ADHD症状的严重程度与皮质增厚程度有关。

根据这些研究结果,毫不意外的是,许多11岁的ADHD患儿的表现更像对照组的8岁儿童。几十年前,临床医师常将ADHD患儿的症状称为不成熟。新的科学研究证明,他们是正确的,在某种意义上讲,ADHD患儿的大脑发育较慢。

ADHD患者的大脑发育程度是否能赶上他们的同龄人?在本书中,该问题仍然没有答案。一些脑扫描研究显示,患有ADHD的儿童和成人的平均脑容量通常比正常发育的个体小。

除了化学物质和结构上的差异外,功能性或动态的差异也可引发ADHD症状。功能性磁共振成像(functional magnetic resonance imaging, fMRI)通过分析血流模式,揭示了人们在执行不同认知任务时大脑的哪些部分被激活。许多使用这项技术的调查已显示,在进行短时记忆、注意力或其他方面的认知测试时,参与学习和自我调节的额叶与更深层结构间通路的激活模式在ADHD患者的脑中表现得尤其低效,也就是说,ADHD患者的大脑并不能像正常发育的个体的大脑一样顺畅、高效地发挥功能。

另一种研究采取了不同的方法，即分析人在休息或只是做白日梦时大脑的倾向性。有趣的是，在这样的休息时间里，大脑显示出了不同的激活模式和组织。现在看来，当真的需要集中注意力时，ADHD 患者的这种"休眠状态"的大脑活动影响了他们的工作效能。换句话说，目前有神经学证据表明，当需要集中注意力工作时，ADHD 患者可能需要付出额外的努力来防止其处于低唤醒水平的大脑占主导。

父母对 ADHD 患者的影响有多大？ 若有影响，影响方式是什么？

在这本书中，我们希望能给你留下一个深刻的印象，和大多数其他人类行为一样，ADHD 症状的产生和形成是先天因素和后天因素、生物学因素和环境因素、先天性格和不断变化的社会背景共同作用的结果。所有这些动态因素塑造了个体一生的人格和行为，创造了恶或善的循环。另需注意的是：虽然 ADHD 通常由生物学因素引起，但父母的行为同样有相当重要的影响。

1998 年,朱迪斯·里奇·哈里斯(Judith Rich Harris)出版了一本名为《教养的迷思:父母的教养方式能否决定孩子的人格发展?》的书,该书引起了广泛讨论。书中最有争议的观点就是,她认为父母对孩子没有显著的影响,而遗传因素和同伴远比父母对孩子的影响大。她的某些观点实际上是有价值的。在 20 世纪的大部分时间里,发展心理学过多地将儿童的行为归因于父母的影响。然而大量证据表明,哈里斯的主要观点言过其实。父母和其他监护人无疑是重要的,他们以我们还不了解的关键形式对孩子产生影响。

回顾极端的例子,如 20 世纪 80 年代东欧那些在孤儿院出生的孩子们,他们中的许多人在成长过程中被严重忽视,与社会的接触极少。不出所料,他们在人际交往方面存在严重的问题,并且其认知能力和语言能力严重受损。许多人也有类 ADHD 症状,包括无法保持注意力集中和自我控制。换句话说,除了通常的遗传学和生物学的危险因素外,极少接触社会环境似乎是 ADHD 症状的诱因之一。

当然,我们不应过多地研究这种罕见的例子。心理学家提出的不安全型依恋,指的是婴儿和照顾者之间未能形成安全的情感纽带,现在常被误解可导致 ADHD。依恋问题常常导致攻击性，有时会导致抑郁，但不会导致 ADHD 症状本身，除非如前文所述在社会联系被完全切断的情况下。因此，东欧孤儿这种特例不能支持不良教养方式导致 ADHD 这种流行但错误的观点。

然而，高明的教养方式确实可以对面临着 ADHD 生物学风险的儿童的生活产生很大的影响。研究人员发现，"权威型"教养方式是黄金标准，它将温暖融入明确的界限和强有力的引导中，直至孩子走向独立（包含了太多的限制和太少的温暖的教养方式被认为是"专制型"教养方式，而温暖但缺乏明确的界限的教养方式则是"放任型"教养方式）。当考虑到孩子的心理健康时，父母之爱的价值是不能忽视的。一项关于低出生体重双胞胎的研究发现，母亲对婴儿的亲密行为和 ADHD 症状的后期发展之间有直接关系：父母给予的温暖越多，婴儿的相关症状越少。这一发现似乎进一步验证了 2004 年关于大鼠的一项经典研究，麦吉尔大学的科学家迈克尔·米尼（Michael Meany）发现，母鼠舔舐清洁幼崽的程度将决定幼鼠大脑某些特定基因的启动和关闭。得到更好照料的幼鼠成年后在受到惊吓时表现得没那么胆怯，释放的应激激素皮质醇水平更低。毫无疑问，人类父母的行为对他们养育的婴儿、儿童和青少年阶段的子女有很多方面的影响，这点我们才刚刚开始认识。

　　欣肖的研究发现，主要照顾者的高水平权威型教养下的患有 ADHD 的男孩，在夏令营中表现出了极高水平的社交能力。这种巧妙融合了温暖和界限的教养方式，也被 ADHD 专家爱德华·哈洛韦尔（Edward Hallowell）称为"超级教养术"。类似的假设实验中，俄勒冈大学的著名心理学家迈克尔·波斯纳（Michael Posner）表示，冷酷、专制、"独裁"的家长会使孩子出生时携带 DRD4-7R 等位基因的概率变大，这种基因变异与冒

父母之爱能给予孩子精神抚慰
Photo by Joshua Reddekopp on Unsplash

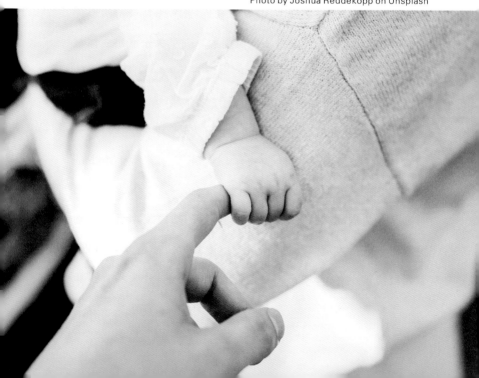

险行为有关,将会导致孩子形成困难型气质,还可能导致执行功能出问题。这个结果以及其他类似的结果再次表明,某些特定的基因可能仅仅或者多在某个特定的环境中被激活(或"表达"),这表明基因和环境的影响以复杂的方式紧密交织在一起。

还有一个例子能印证这个基本法则,匹兹堡大学的苏珊·坎贝尔(Susan Campbell)仔细评估了那些家长和幼儿园老师认为有 ADHD 早期症状的学龄前儿童,发现父母对孩子的行为做出消极和严苛的反应会加重孩子的症状,这些症状不仅表现在当下,还可持续多年。值得强调的是,这些症状的起源无疑与基因和气质有关,虽然这些症状并不是父母造成的,但父母的反应似乎就是在火上浇油。

现在来介绍一下更复杂的观点。一个生性冲动的孩子——例如,他在杂货店乱跑,打翻东西,将手机丢进马桶,拽猫尾巴,偷兄弟姐妹的日记,他的老师每周甚至每天都会怒气冲冲地从学校打来电话——并不是一个容易抚养的孩子。考虑到 ADHD 强烈的遗传特质,如果父母中的一方或双方可能正受困于 ADHD 或至少有许多类似的症状,就会让所有困难呈指数级别增加,并引起家庭混乱。ADHD 患者,不管是成人还是儿童,往往都很冲动,他们无意识地打破他人的个人界限,泄露秘密,反应冲动。这些行为都不利于家庭的和谐。此外,一个心烦意乱,疲于应付未支付的账单、未完成的任务和肮脏厨房的家长,不具备"权威型"教养的心理条件。这样的父母往往不能保持冷静,并设定明确、坚定的界限,最终导致儿童行为的恶化。严重分心的父母也许不能为他们的孩子提供最好的医疗条件,因为 ADHD 患儿通常需要在复杂的医疗系统中完成治疗,并定期服用医生所开的处方药。

总之,我们要记住,孩子对父母的影响与父母对孩子的影响一样多甚至更多。比如,心理学家曾经假设,强势和控制欲强的母亲会使自己的孩子变得多动。然后,科学家发现,当那些患有 ADHD 的孩子服用兴奋药改善了自己的行为后,母亲的唠叨减少了。换句话说,唠叨是对孩子行为的一种反应,而不是导致孩子行为的原因。(另一方面,孩子的药物治疗并没有让父母大量采取更积极的措施,这表明应该进行额外的行为管理治疗来辅助药物治疗,正如在第 8 章中所述。)

在另一项富有启发性的研究中,研究者甚至将攻击性品行障碍患儿的母亲与普通小孩的母亲做了一个短暂的交换。没过多久,"正常"孩子以往平静的母亲变得烦人和苛责,与此同时,原先唠叨的母亲却平静下来。此外,最近在英国开展的一项关于收养家庭(父母和子女拥有不同的基因)的研究,发现有ADHD症状的儿童会导致父母的教养带有敌意,反过来,这种敌意会加大今后儿童ADHD相关症状的风险和严重程度。越来越多的证据表明,除了生物学在解释ADHD方面的作用外,亲子互动和相互影响也起了很大的作用。

常见的模式是,一个困难型气质的幼儿可以挫败一个平时温和的成人,导致父母产生情绪反应,反过来使孩子的行为更

亲子互动在ADHD中也有相当大的影响
Photo by Kelly Sikkema on Unsplash

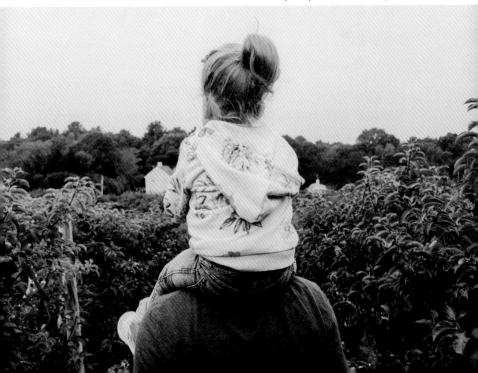

糟糕。而且，在患有 ADHD 的情况下，这种困难型气质甚至会出现在患者生命的头一两年中，引发一系列的连锁反应和可持续一辈子的逆反。孩子极度的反应和反抗可能会导致父母完全放弃教养或采取严厉的惩罚措施，或者有时二者交替循环，最终使孩子更加易怒和好斗。

如果置之不理的话，这些影响可相互作用并成倍增加。例如，叛逆儿童的老师和朋友可能逐渐为其贴上"麻烦制造者"的标签，从而强化孩子最坏的本能。这种潜在的不断升级的风险，使 ADHD 患儿的父母承认自己的精神和情绪问题并加以治疗显得更加重要，因为他们自己的问题可能会影响他们帮助子女的能力。

学校和学业压力在如今的 ADHD 高患病率中扮演了什么角色？

我们的信条之一就是，伴随着行为的易变性，ADHD 是源自个体和他们周围环境的一种状态。尤其引人注目的是，最早的 ADHD 相关行为的临床报告恰逢西方国家开始实行义务教育制度。在美国，从 19 世纪下半叶开始，大多数孩子不得不每天出现在课堂上,静坐几个小时,做一些人类大脑在那之前从未能够做的事情,如学习阅读(阅读是人类后天掌握的一项相对较新的技能,仅可追溯到几千年前,对于那个时期的大多数人来说,只有上层社会的孩子才能阅读)。

19 世纪和 20 世纪初期的"公立学校"被设计成类似工厂的样子,在学校里,孩子是刻板课程的被动接受者。服从、有组织性和忍受死记硬背成为当时备受推崇的行为,并且在现今的许多公立学校里仍在延续,特别是当老师被标准化考试的教育压力包围时。更重要的是,跟现在一样,公立学校对孩子的期望是孩子在从幼儿园到 12 年级的基础教育阶段会成为有竞争力的通才。问题是这样的环境对难以保持注意力和自制力的孩子来说简直是地狱,当他们发现一个能吸引他们的注意力的学习领域时,他们会做得很好。经常被称为"坏孩子"的他们,容易厌烦,甚至痛苦焦虑,往往行为不端,受到惩罚和排挤。

更糟的是,美国的学校可供休息、午餐、体育活动、艺术和音乐课的平均时间逐渐减少,主要是由于预算短缺和老师向学生施加准备标准化考试的压力。走动能使大脑恢复活力,而孩子们少了很多离开座位的时间,对于那些从一开始大脑就处于低唤醒水平的孩子来说,长时间静坐自然是最困难的。

也许并不奇怪,鉴于这些因素,美国有 1/3 甚至更多的 ADHD 患儿到了高中就辍学,常常失去获得高薪和有趣工作的机会。如果他们设法读到大学,大学的生活可能会变得更容易,因为在大学里有更大的自由去选择课程和时间表。尽管如此,对于许多患有 ADHD 的学生来说,大学生活仍旧是一个严峻的挑战。许多大学生在第一次独立安排生活时存在困难,但那些 ADHD 患者却完全不知所措,尤其是当他们缺乏特殊支持的时候。

ADHD 患者需要了解的关于电子游戏、社交媒体,以及其他形式的电视娱乐节目的知识有哪些?

电子游戏给玩家提供激烈且残酷的行为体验、戏剧化的故事、竞争的快感、不断的奖励和根据近期表现量身定制的反馈,换句话说,这正是 ADHD 大脑渴望的,但日常生活中极少获得的刺激。

当 ADHD 患儿开始要求连续几个小时待在屏幕前时,他们的家长很担心。我们强烈建议家长不要浪费时间去担心,而是直接采取坚定的行动,从孩子小时候就开始限制他们待在屏幕前的时间。你的孩子不需要在他的房间里使用电视机或游戏机，也不需要在上中学前就已经开始无节制地使用智能手机。实际上，这样的选择可能造成很大的伤害。

对于许多孩子来说，电子游戏、电视和其他形式的屏幕时间是如此的诱人，以至于它们可以轻易干扰孩子的社会生活、学业或工作。事实上，一些研究发现，当人们玩有奖励的电子游戏时，多巴胺水平至少会增长 1 倍。因为患有 ADHD 的孩子对这些带奖励的消遣有很大的兴趣，他们面临着失去重要经

无论成人还是儿童，都会容易沉迷游戏
Photo by Ugur Akdemir on Unsplash

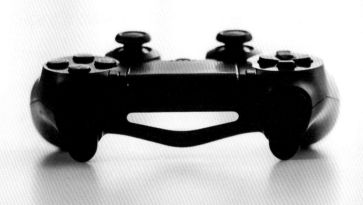

验,包括友谊、运动、音乐和工作经验的风险。此外,一些研究人员已经发现,虽然过多的屏幕时间不会引发 ADHD,但会加重其症状。艾奥瓦州立大学(Iowa State University)的一个研究小组对 1323 名 8 岁至 11 岁的儿童和 210 名大多在 18 岁至 24 岁间的年轻人进行了问卷调查,发现花在电子游戏上的时间越多,注意力问题也越严重。看电视的时间也有同样的影响。事实上,美国儿科学会提醒,每日花在屏幕前的时间超过 2 小时的儿童,更容易出现注意力方面的问题。

年幼的孩子特别容易受到电子产品的伤害。2011 年,研究人员测试了一些 4 岁儿童完成认知任务的表现,测试之前,其中一些孩子观看了 9 分钟快节奏的《海绵宝宝》卡通剪辑,其他孩子则观看了一个慢节奏的节目或根本没有看任何电视节目。结果,观看快节奏动画的孩子表现得更不耐烦,并在遵从指令方面存在更多的问题,这个结果表明其执行能力有暂时的下降。

和其他研究面临的问题一样,研究者至今还不能揭开真相,即到底是 ADHD 症状导致孩子耗费更多时间在屏幕前,还是孩子耗费更多时间在屏幕前会导致其 ADHD 症状更严重,类似于"鸡和蛋"的问题。但不管怎样,这对屏幕成瘾者来说都不是一个好消息。

　　一些研究表明,过分沉溺于电子游戏者以男性为主。东密歇根大学(Eastern Michigan University)的心理学家阿纳托尔·托尔钦斯基(Anatol Tolchinsky)对216名大学生进行了一项研究,他们有轻度到重度的ADHD症状,且每周至少玩一次电子游戏。研究人员发现,男大学生相对于女大学生有更多的造成困扰的屏幕时间(沉迷游戏干扰了个人卫生、睡眠、学业和人际关系)。在这项研究中,主要问题似乎是年轻男大学

睡眠质量也影响ADHD症状
Photo by Annie Spratt on Unsplash

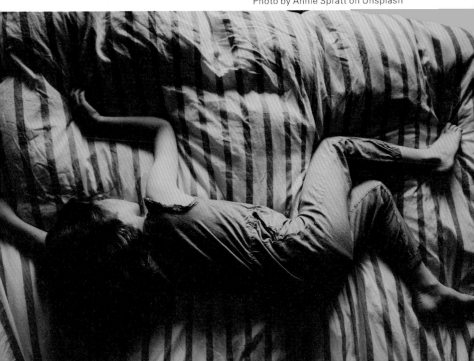

生的时间管理能力不佳。一些受试者根本没有意识到他们花
了多少时间在游戏上。研究发现,女大学生不仅存在的游戏相
关问题相对较少,且每周用在玩游戏上的时间仅为男大学生的
一半。

无论一个孩子是否患有 ADHD,父母们普遍关注的问题
就是电子游戏的内容,特别是有明显的暴力性质的电子游戏,
如《侠盗猎车手》(*Grand Theft Auto*)和《使命召唤》(*Call of
Duty*)。1974 年,当时的屏幕暴力相对于今天来说还是微不足
道的,却已有共识(包括科学咨询委员会①一致通过的报告)表
明电视暴力有负面影响。然而从那时起,在这一问题上出现了
对立的双方。认为这些担忧被夸大的一方争辩说,在同一年
代,媒体报道中的暴力事件有所增加,而整个美国的男性暴力
事件发生率稳步下降,强烈表明媒体曝光并不能诱导攻击性行
为。1999 年,美国联邦政府引用了研究中的问题并撤回了早
先的声明。

然而,最近的研究却更支持那些担心媒体暴力造成冲击的

————————

① 此科学咨询委员会应指 Surgeon General's Scientific Advisory Committee on Televi-
sion and Social Behavior,即美国军医署电视和社会行为科学咨询委员会,成立于 1969
年。——译者注

观点。虽然 2010 年一项重要的研究发现,暴力电子游戏和暴力电视节目不能预测年轻人严重的攻击行为或暴力行为,特别是一系列震惊美国的校园枪击案,但利用累积的证据做出的综述表明,与接触非暴力媒介的年轻人相比,短期内随机接触暴力媒介的年轻人的攻击性行为增加了,同情心变弱了,助人行为减少了。此外,纵向研究表明,天生具有高攻击性的人更容易被暴力形式的媒介吸引,这似乎加重了他们初始的暴力倾向。

回到屏幕时间和 ADHD 症状这个话题,令人担忧的另一个显著问题是电子媒介对睡眠的影响。2012 年 6 月,美国医学协会(American Medical Association)发出警告,夜间暴露于强光,包括屏幕发出的光,"可以干扰睡眠或加重睡眠障碍,对儿童和青少年的影响尤其严重"。虽然夜间的任何灯光都可能对睡眠有干扰性,但智能手机和电脑产生的"蓝光"危害尤其严重,因为它已被证明能抑制褪黑素分泌。褪黑素是一种有助于调节睡眠的激素。同样,ADHD 患儿的父母可能也有睡眠方面的问题,他们应该对卧室内电子产品的使用进行严格的规定,否则睡眠障碍会加剧 ADHD 症状。我们将在第 4 章讨论更多关于睡眠不足和 ADHD 之间关系的内容。

关注: 病因

ADHD 不仅是基因导致的结果,还有更多原因。人们暴露于有害物质,包括铅、汞、杀虫剂、塑料添加剂、酒精和烟草,可引发或加重类 ADHD 症状。脑动力学研究表明,主要是患者大脑中的多巴胺和去甲肾上腺素等有助于保持警觉性、持续的注意力和冲动控制的神经化学物质出现了问题。ADHD 患

电脑产生的"蓝光"会影响睡眠
Photo by Jay Wennington on Unsplash

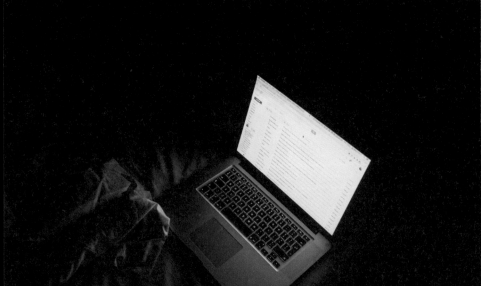

儿的大脑在结构和功能上也与同龄人有差异,特别是额叶皮质发育迟缓。ADHD 主要是一个生物学问题,但环境也至关重要。父母和其他照顾者的行为可以对症状的出现和严重程度产生很大的影响,研究人员发现,ADHD 患儿的行为在很大程度上取决于他们是否感到无聊或受到挑战,所以学校环境对他们也有巨大的影响。最后,ADHD 不是长时间接触电脑、电视和智能手机造成的,但有迹象表明过度的"屏幕时间"也会干扰 ADHD 患者的睡眠,这可能会使其症状恶化,而且如果内容是暴力的,还会激发其攻击性。

4 如何知道自己是否患有 ADHD？

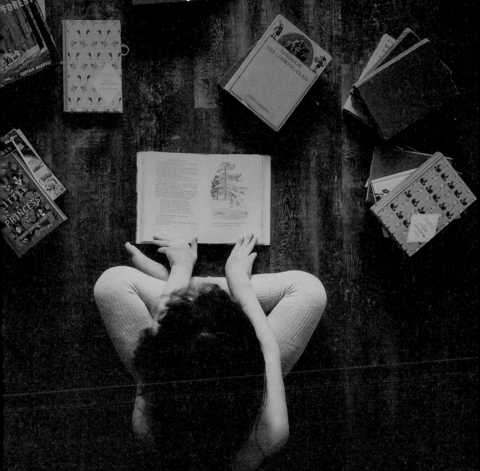

在什么情况下，你的孩子、伴侣或者你自己应该接受 ADHD 评估？

许多 ADHD 核心症状，尤其是多动与冲动，多首次出现于学龄前期。然而，除了在极端情况下，如当孩子被开除或有暴力倾向时，通常直到小学阶段才需要进行 ADHD 症状评估与治疗。更常见的情况是，当一个或多个老师反映孩子有注意力涣散、调皮、成绩达不到预期水平等课堂问题时，父母才会考虑带孩子去做评估。对于只有注意缺陷的 ADHD 患儿，他们的症状出现所需时间较长，随着学业对学生的要求明显增加，如需要持久的注意力集中、自我整理，以及在不断变化的日程中跟随多位不同老师学习等，所以，他们的 ADHD 症状通常会在中学出现。对于患有 ADHD 的成人，这些患者寻求诊断的动力可能来源于其亲人、配偶或雇主，他们珍惜与患者之间的关系，但对患者倾听能力差、长期迟到、整理能力差、不能及时支付账单及处理家务、容易情绪化、不可信赖等表现感到沮丧。当患者还有其他症状（如滥用药物、有攻击行为，以及有破坏性的焦虑）时，寻求帮助显然更加重要了。

在某些偶然情况下,ADHD 的所有症状可能在普通人群中是普遍的,尤其是在应激事件过程中或发生后。而这些症状的发生频率、程度、持续时间及破坏性,则决定了这些症状是否达到需要正式评估的程度。与此同时,可能患有 ADHD 的孩子的父母、可能患有 ADHD 的成人和他们的父母,都可与其他有经验的家庭或个人交流,参加互助小组例会,或尽可能地自学。

谁最有可能进行 ADHD 诊断?

美国的所有执业医师、精神卫生专家理论上都有资格进行 ADHD 诊断。目前美国大部分儿童是由普通儿科医师诊断的,而由于绝大多数普通儿科医师没有接受过充分的常见精神疾病,尤其是 ADHD 方面的培训,因此我们认为由普通儿科医师进行 ADHD 诊断并不值得提倡。另外,尽管普通儿科医师有资质为 ADHD 患者开处方,也有许多儿科医师这么做,但仅有极少数普通儿科医师擅于计算药物的最佳剂量并监测疗效,了解行为干预、学校干预和家庭干预的医师更是少之又少。由于美国严重缺乏儿童和青少年精神科医师与发育行为儿科医师(接受过针对青少年行为及情绪问题的专门培训的专业人员),许多普通儿科医师虽然意识到了这些不足,但依然开展了ADHD评估。另一方面,由临床儿童心理学家进行ADHD诊断,也是一个好的选择:他们的人数超过儿童和青少年精神科医师与发育行为儿科医师,如果接受过良好的培训,在经过详细的评估后,他们可以提供全面的心理社会治疗。

成年患者可能更倾向于求助专家,如具有ADHD专业知识的心理治疗师或精神科医师。许多成年患者过度依赖全科医师,因为他们可以开具ADHD处方。但是,全科医师往往也没有经过专业培训,或没有时间进行全面的ADHD诊断检查。

如何进行 ADHD 诊断?

不幸的是,尽管确切数据尚不清楚,但多数ADHD疑似患者所接受的评估是在一次持续不到10分钟或15分钟的临床预约中进行的。在这些病例中,医师——通常是普通儿科医师或者内科医师——可能会问一些一般性问题,听听家人的抱怨,甚至可能会匆匆浏览一下ADHD症状的列表。这样一位医师可能当时就做出诊断并开具处方。这显然不符合精确诊断的黄金标准,因为从受到患者影响的其他人(如孩子的老师、成人的伴侣)那里获得信息,才是诊断的黄金标准中必不可少的部分。有经验的临床医师明白,ADHD 相关的行为问题并不容易在一对一谈话或测试中出现;相反,ADHD 患者在现实生活的日常行为中表现得非常明显。另外,ADHD 患者对他们自己的症状并没有足够的认识,甚至可能予以否认。

美国官方诊断指南《精神障碍诊断与统计手册》中指出,只有当 ADHD 症状在患者年幼时就已出现(多出现于 12 岁之

在家中观察幼儿的行为对于ADHD诊断有很大的帮助
Photo by Markus Spiske on Unsplash

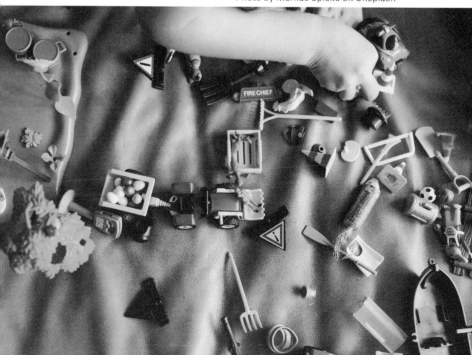

前）且呈慢性（即使严重程度每天都在变化）、具有跨情境性（是指症状出现在至少两种重要环境中，比如家里和学校，或者家里和工作场所）、有破坏性（比如学业、人际关系、工作表现、判断力均受到影响）时，临床医师才可断定其患有 ADHD。

《精神障碍诊断与统计手册》共列出了 ADHD 的 18 种症状，注意力不集中和多动相关的症状各 9 种。对于 16 岁及以下的儿童和青少年，各类型的 9 种症状中出现 6 种是确诊的必备条件。17 岁后，各类型的 9 种症状仅需 5 种即足以确诊。

一位仔细的临床医师会提供症状清单给家长和患者，以求收集不同情境下其他人对患者症状的不同印象。对于儿童，父母与老师应填写表格；而对于成年患者，伴侣或雇主是对患者自我报告进行补充的理想人选。填写最佳的症状清单可以让诊断者将患者的症状程度与其他同龄人的症状程度进行对比。

有些症状清单局限于《精神障碍诊断与统计手册》中阐述的 18 种 ADHD 症状，但是许多临床医师的扩展清单还包含其他问题，如焦虑症状、抑郁症状、攻击性，还可能包括自闭症症状。这些冗长的测试对初始评估尤其重要，因为它们可以排除其他可能类似 ADHD 的情况,也能发现潜在的伴随症状。与我们即将在后文提到的一样,在怀疑注意障碍前,排除睡眠障碍、甲状腺功能低下等其他问题也是非常重要的。

调查对象通常被要求按 3～4 个等级(0"完全不",1"仅一点",2"差不多",3"非常")给每项打分。打 2 分或 3 分通常被记为症状确实存在。

对于儿童的评估,一些特别谨慎的医师不仅会请儿童的现任老师打分,也会请以前的老师打分,以确定儿童多年来的行为方式。儿童的行为可能因儿童与老师的关系不同而表现得大不一样。对成绩单和学校记录(对于成人来说则是工作评价)进行回顾可以获得重要的信息,不仅可以了解出现了几种症状,也可以发现各种可能导致问题的学习或工作状况。更有参考价值的是与老师进行面谈和对孩子在校期间的行为进行观察,但基于时间及成本的考虑,这通常很少开展。可能有这样的情况,在一间极其杂乱无章的教室里,几乎每个学生都出现了 ADHD 症状。而在另一种情况下,一个活动与另一个活动之间的转换或室内与室外活动时间的过渡都可能成为相关问题的催化剂。对于注意力不集中的青少年,父母可能无法像老师一样轻易发现孩子的学业问题(除在完成家庭作业的过程中可能发现外）。

一次高质量的评估应包括测试者对患者的病史、精神病史进行仔细询问的时间，其中包括与患者及其父母，并且最好还有其他与患者关系亲密的人的长时间交谈，以建立所谓的"发展史"。我们需要通过这些信息了解患者在婴儿期、幼儿期及学前期可能遭遇的重大生活事件。这些可能包括患者被忽视或虐待，家庭频繁搬迁，健康问题，意外事件，开口说话晚，语言能力与运动能力不及同龄人等。由于 ADHD 症状常在儿童期

孩子在校期间的行为有很大的参考价值
Photo by NeONBRAND on Unsplash

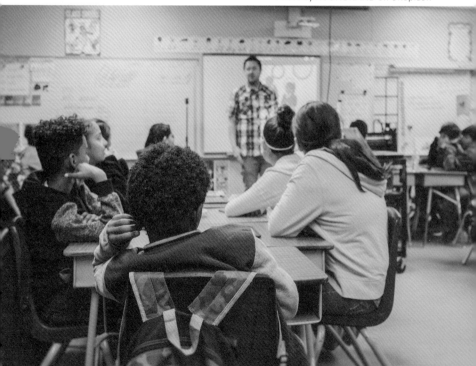

出现,对于成人而言,明确症状何时开始也同样重要。

我们可以想象,在这个时候你可能会不相信地摇头,想着什么样的医师或者治疗师会有这么多的时间。遗憾的是,事实确实如此。正如我们已经指出的,很多儿童和成人只经过极其简短的检查就被诊断为患有 ADHD,这也可以解释目前过度诊断和过度治疗的一些模式。我们描述的是一种理想模式,但至少我们相信,临床医师花几个小时的时间收集量表信息并打分、了解详细的家族史和发展史、与老师(或雇主)进行讨论、撰写详细报告等,对保证诊断的准确性是非常必要的。复杂的病例(例如有明显的焦虑症状或攻击行为)可能需要更多的时间来了解。当涉及明显的学习问题时,可能需要做额外的认知和成绩测验,这些稍后会在本章讨论。症状偏离正常标准到什么程度才能够做出诊断?

就像身高、血压值或者抑郁症的基本症状,ADHD 症状是连续存在的。ADHD 症状像在钟形的连续曲线上,找不到症状开始和停止的地方。《精神障碍诊断与统计手册》提供的指南说明,症状必须持续至少 6 个月的时间,并在两种或者更多的情境中出现功能损害——这说明 ADHD 诊断看重的是功能损害而不是症状的种数。研究人员已经发现,当患者的

ADHD 症状发展到极端状态(如在曲线的前 5％甚至前 7％)时,他在学业和社交两方面都会受到损害,需要接受诊断。即使这样,考虑环境同样重要。一名 7 英尺(约 2 米)高的篮球运动员在运动场上可能表现得很潇洒,但在坐进出租车时却感到不安。一位焦躁不安的医师,可能除了急诊室外,在其他任何地方都不会觉得舒服。再强调一次,重要的不仅是问题的严重性,更是这些症状如何对患者生活中的重要方面产生影响。症状偏离正常标准到什么程度才能够做出诊断?

为何 ADHD 症状在学校或工作中表现更明显?

我们已经解释过,ADHD 不仅是一种注意力持续时间短和注意力分散的障碍,也是一种动机障碍。动机包括对日常工作或在组织整理、注意力集中方面要求较高的工作产生兴趣的能力。由于很多 ADHD 患者存在多巴胺(控制我们与奖励之间的关系的神经递质)代谢障碍,他们似乎在没有足够频繁的刺激时变得懒怠。当工作或学业成为例行公事或艰难的挑战,或者有别人(比如老师或老板)发号施令时,ADHD 患者通常会开始坐立不安或者做白日梦。但是当他们发自内心地对一件事情感兴趣时——参加抗议气候变化的游行或者玩几个小时的《侠盗猎车手》——规则就变了。很多 ADHD 患者情感强烈,对争辩很感兴趣。电子游戏有着以噪声、闪烁的灯光和积分为形式的强大的奖励系统,对他们同样非常有吸引力。虽然 ADHD 患者非常容易被电子游戏所吸引,但并不意味着他们天生就擅长玩游戏。加拿大研究者罗斯玛丽·坦诺克(Rosemary Tannock)已经指出,患有 ADHD 的青少年虽然在玩游戏时注意力极其集中,但他们的表现仍然比正常对照组的差。对

ADHD患者容易被游戏吸引,并非天生擅长游戏
Photo by Glenn Carstens-Peters on Unsplash

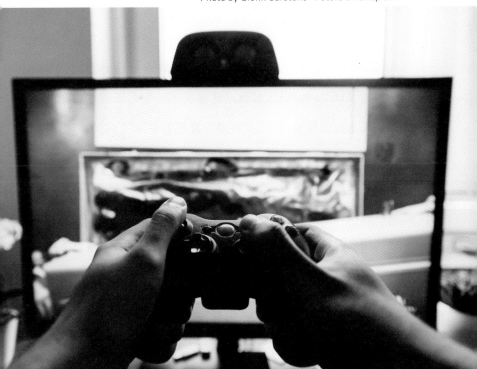

比两组青少年，ADHD 患者在学业中也存在明显的信息处理问题。

ADHD 是否有客观评估手段，如血液检查或脑扫描？

简单的回答是没有。多年来，科学家热衷于寻找一种所谓的 ADHD 生物标志，这种生物标志不受血液中化学物质的检测、计算机化注意力测试中的表现或者高精度脑扫描的影响。但是他们没有找到任何一种可以明确指示患者是否患有ADHD 的标志。

科学家的研究还是有一些小进展的。美国食品药品管理局（Food and Drug Administration, FDA）于 2013 年批准了一项针对 ADHD 的测试，即通过将电极连接于患者头皮上记录脑电图来检测脑电波（成簇神经元释放的电脉冲）。一些有力证据表明频率较低的 θ 波与 β 波可作为 ADHD 的部分标志。美国食品药品管理局最近批准的另一种 ADHD 诊断工具是，针对持续注意力和冲动控制的计算机化测试，运用红外跟踪设备检测头部和身体的细微动作。该测试是由马萨诸塞州著名的麦克莱恩医院（McLean Hospital）的精神科医师马丁·泰歇

(Martin Teicher)发明的,一些医疗保险公司会为采用这种测试的临床医师报销费用。然而在我们看来,尽管这两种测试的确都可以给临床医师提供更详细的信息并提高诊断的准确性,但它们不能有效替代我们前面提到过的那种细致的评估。两种测试中使用的设备仅能在有限的时间内对行为的一个方面进行检测,但它们不能复制时刻变化的真实环境,比如教室或办公室。

更不可靠的是,有一些企业家会告诉你,他们可以通过一次脑扫描就诊断出你是否患有 ADHD。我们会在第 10 章详细说明这一发展态势,但简单来说:不要相信他们。

关于《精神障碍诊断与统计手册》,你需要知道什么?

《精神障碍诊断与统计手册》是美国关于如何诊断精神疾病最通用、最可信的指南,但它也是目前有争议的指南之一。

《精神障碍诊断与统计手册》详细描述了数百种精神疾病,由美国精神病学会(American Psychiatric Association,APA)出版并定期更新。2013 年,《精神障碍诊断与统计手册》更新至第 5 版,它对美国临床医师、科研人员、医药公司、药品监管人员、医疗保险公司、司法系统和决策者来说已不可缺少。1952 年出版的第 1 版《精神障碍诊断与统计手册》极其精简，当时它并不是全面的诊断指南，只是统计资料的汇编。那本手册认为在儿童时期开始的疾病只有两种。相比而言，2013 年出版的第 5 版（被称为 DSM-5）包括了许多起源于生命早期的精神疾病的评分。

显然，在过去的 60 年里，由于大脑与行为科学研究的增加、临床兴趣的提高，而且有些人认为将太多不同类型的行为医疗化的倾向也大大增加了，精神疾病涉及的领域已经大大扩展。也就是说，人们现在倾向于将行为的正常变化甚至发育过程中的正常特征打上"病理"的标签。由于类似的原因，近几年《精神障碍诊断与统计手册》引发的争议越来越多。批评家指出，它的定义既死板（武断地将行为界定为正常或不正常）又主观。诚然，也有针对为连续性的健康状况（如高胆固醇水平）制定标准的争论，但没有明确生物标志的精神状态更具有争议性，也更容易受到偏见的影响。例如，给自己孩子的 ADHD 症状打分的家长，就可能会受到他们自己的压力大小、抑郁程度或者对孩子态度的影响，从而影响 ADHD 诊断。

另一个争论的重点集中在制定规则的精神科医师潜在的

利益冲突。这些规则制定者当中的很多人都在医药公司董事会或公关部任职,或者接受了医药公司的科研资助。实际上,在 2006 年,《华盛顿邮报》(*Washington Post*)就报道了每位参与《精神障碍诊断与统计手册》标准撰写的专家都与销售相关疾病药物的公司有联系。显而易见,弊端是他们可能会制定过于宽松的诊断指南,扩大符合诊断条件的人群的潜在范围,从而拓展药物销售市场。

《精神障碍诊断与统计手册》主要在美国使用。它的另一个强有力的竞争者是世界卫生组织的《国际疾病分类》(International Classification of Diseases, ICD),后者包含精神疾病和躯体疾病,常用于全世界其他国家和地区,有时可与《精神障碍诊断与统计手册》联合使用。《国际疾病分类》称我们所说的 ADHD 为多动症(hyperkinetic disorder, HKD)。该指南更为严格,例如要求某些症状于 6 岁前出现而不是 12 岁前。在该指南中,多动症也没有单纯的注意缺陷型。

《精神障碍诊断与统计手册》等指南有很多种用途。它们代表着有关这类疾病的最新科学知识,确保临床医师使用同一标准,也为医疗保险的覆盖提供基础。然而有经验的临床医师不会拘泥于字面,能给细微的差别和特例留以空间。另外,《精神障碍诊断与统计手册》中的分类并不能完全覆盖那些导致症状出现的复杂发育途径。

什么是神经心理测验？ 它好用吗？

神经心理测验(neuropsychological testing)指的是一套关于意识、注意力、执行能力、智商甚至幸福感的深度测验。由于全社会越来越清晰地认识到儿童和成人精神健康的复杂多样性，并且要求更加深入地了解有些人不能在学习和工作上充分发挥潜能的原因，这种检查方法近年来越来越流行。这些测验可以获得关于被测试者优点和缺点的详细信息(例如语言能力较非语言能力强，工作记忆方面有着特殊的问题，视觉与听觉处理的问题)，为治疗提供建议，也可为学校住宿提供建议。

这套测验并不便宜：测验费用高达每小时 300 美元，需要 20 个小时或者更长的时间做评估和写报告。有些临床医师做一套完整的测验收费高达 10000 美元。如果孩子在学校里就有严重的问题，有时候也许要让学校的心理治疗师做至少其中一部分测验，作为个人教育计划的一部分(后续讨论详见第 9 章)。

　　这些测验的优点是它们能提供个体心理表现的细节,而不仅仅是一次诊断。老师可能把这些青少年的行为误解成叛逆、固执或者做白日梦,而孩子其实正在与他的处理障碍或糟糕的工作记忆做斗争,这时,如果家长能将这些测验报告与老师分享,对老师来说将是很有参考价值的。

　　智商测验本身可以综合许多子测验提供一个神经心理学方面的总结,以及旨在估量个体智力潜力的整体智商得分。阅读和数学测验能清晰地展示学习方面的问题。这些测验建立

阅读情况能从侧面反映孩子的问题
Photo by Annie Spratt on Unsplash

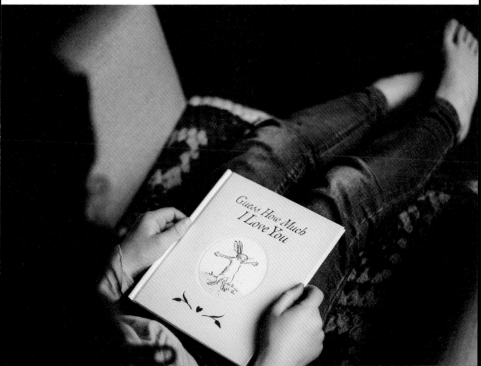

在出现学习障碍的基础上,但它们自身不能将 ADHD 排除在外或划入其中。

　　总而言之,针对各种不同处理能力的神经心理测验,在某种程度上而言是一种有益的补充方法,但它们不能取代对个体日常生活中的行为所做的详细评估,后者对 ADHD 诊断确实是必不可少的。

目前有哪些专业的指南用于 ADHD 诊断?

　　ADHD 诊断的详细指南建立于其黄金标准——我们已经在这一章中讲过的循证实践之上,它由美国儿童与青少年精神病学会(American Academy of Child and Adolescent Psychiatry, AACAP)和美国儿科学会这两个主要的专业组织进行维护。但问题是只有一小部分专家遵循指南,也没有任何管理机构强制执行这些指南。同样遗憾的是,几乎没有任何医疗保险计划能够为遵循这些权威指南的人所付出的时间和精力做出补偿。

　　绝大多数全科医师和儿科医师没有接受过良好的 ADHD 诊断流程培训,或者像我们已经提到过的,即便是认真而又知情的医生,通常也没有时间和预算来遵循指南规定的这些程序。令人遗憾的是,即使越来越多的证据表明,无论在人身还是财务方面,快速而随意的评估的长期成本都过高,但纳税人每年依旧为未接受治疗的 ADHD 患者所造成的损失支付数千亿美元。

还有哪些情形可以造成类 ADHD 症状?　临床医师如何鉴别并发现首要治疗目标?

有几种躯体疾病和精神疾病可以产生类 ADHD 症状,比如注意力不集中、分心、组织能力差及健忘,这些问题有时需要用不同的方式进行治疗。一名好的临床医师一定要能在确定患者原发病为 ADHD 之前对病症进行识别和评估。这种方法叫作鉴别诊断,指的是一个通过收集患者的病史和症状等证据进行排除的过程。

可能导致类 ADHD 症状的情感和行为问题包括如下方面。

焦虑性障碍:包括广义的焦虑性障碍,患者几乎对所有事情都持续焦虑;强迫症(obsessive-compulsive disorder, OCD),以反复的、不必要的、侵入的想法(强迫意念)和为消除这些念头而进行重复性动作的强迫性需求为特征;特定恐惧症(如恐高或社交恐惧);创伤后应激障碍(post-traumatic stress disorder, PTSD),它紧随躯体虐待、性虐待或其他创伤性生活经历出现。所有这些障碍都可以降低注意力,但它们通常独立于 ADHD 而存在。例如,ADHD 的症状多为持续性的,而焦虑性障碍的症状通常呈间歇性,且与特定的诱发刺激密切相关。其中,广义的焦虑性障碍需除外,该病患者几乎为日常生活中的每个方面担心。

有一些焦虑症状,包括分心和健忘,可能看起来和 ADHD 的症状相似,但疗法完全不同。比如,兴奋药可能导致原发性焦虑症患者更加焦虑不安。由此可见,由称职的临床医师来问诊患者非常重要,另外,如果可能的话,还要向患者询问其他信息,比如关于其他症状的详细问题。

心境障碍——主要包括抑郁症和双相情感障碍: 抑郁症,是一种处于悲伤中甚至脑中一片空白的状态,伴随着对一些正常的追求失去动力和兴趣、食欲和睡眠改变、社交退缩,严重时甚至会产生轻生的念头。严重抑郁症都伴随着较差的注意力,但是这种注意力的缺失是直接与个人情绪状态紧密联系的。双相情感障碍,也称躁狂抑郁症,其特点是严重的情绪波动,时而狂躁(表现为兴高采烈、烦躁或者冲动),时而抑郁。与 ADHD 类似,躁狂症也有冲动的症状,会干扰思考能力和自制力。然而,与 ADHD 不同的是,躁狂症通常是反复发作的,并且更可能出现夸大妄想的情况。正确的鉴别诊断非常重要,因为兴奋药

ADHD症状与其他相似症状的区分需要详细的诊断
Photo by Markus Spiske on Unsplash

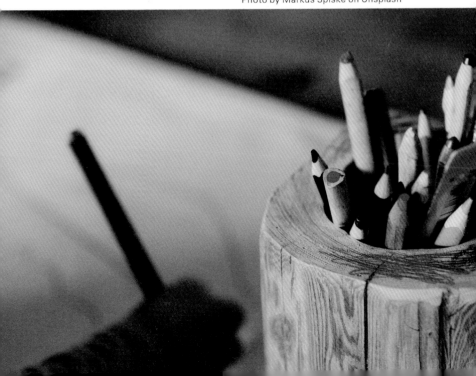

（ADHD 最基本的治疗药物）可能会让躁狂症的情况
更糟糕。

学习和处理障碍：这些遗传性极高的症状包括阅
读障碍（阅读能力受损）、数学学习障碍及听觉处理障
碍（也叫作中枢听觉处理障碍，患者无法分辨各种声
音）。这些情况下，学生的数学、阅读、拼写等科目的
成绩都落后于同年龄预期水平（并且通常他的智力水
平也落后于同龄人）。患有学习障碍的人可能经常在
遇到有挑战性的学习任务时感到心烦意乱，坐立不
安。而另一方面，ADHD 的症状则在许多需要努力
和专注的领域表现得更加普遍和明显。尽管 ADHD
的一些治疗手段，比如药物治疗或者行为治疗，也许
有助于提高学习障碍患儿的注意力，但这还不够，还
需要更多的专业措施。

创伤：每年有大量儿童不幸地遭遇躯体虐待、性
虐待或者被忽视，数量超过提交给官方的正式报告中
的统计数据（这些数据通常都被低估了）。这些创伤
对青少年造成了一系列身体和心理影响，包括一些与
ADHD 症状类似的症状。除此之外，ADHD 与创伤

经常联合出现且相互关联。

　　不幸的是,研究人员已经发现,与正常发育的儿童相比,ADHD 患儿更容易受父母虐待。养育这些 ADHD 患儿非常困难,可能患有 ADHD 而未被诊断的父母或许会缺乏耐心且反应过激。尽管在这种情况下,男孩和女孩都面临危险,但来自欣肖实验室的马娅·古德尔曼(Maya Guendelman)在研究生期间开展了一项专门针对女孩的研究,该研究表明,与其他女孩相比,患有 ADHD 的女孩更可能在早期遭受创伤。此外,与那些没有受到过不公平对待的患有 ADHD 的女孩相比,这些女孩更有可能出现焦虑、抑郁的症状,最终尝试自杀。

　　在这种情况下,临床医师最重要的任务之一是找出哪一种问题最先出现,是 ADHD 还是虐待,更关键的是,虐待是否还在继续,因为在这种情况下,即使对孩子进行最好的 ADHD 治疗也只能产生有限的作用。通常来讲,这个微妙的任务需要通过面谈获取各种不同的信息才能完成,以避免依赖某个潜在施虐者的诚实度。遗憾的是,尽管早期版本的《精神障碍诊断与统计手册》中有一些专门的语句督促临床医师去获取关于患者承受压力的情况和虐待经历的信息，但现在的版本中已经省略了这部分重要的讨论。

鉴别诊断，对于判断类 ADHD 症状是否是由以下一种（或者几种组合的）身体疾病导致的，也同样非常重要。

甲状腺功能失调：甲状腺调节细胞代谢。甲状腺功能减退症，指甲状腺机能低下，可导致呆滞、分心以及健忘。甲状腺功能亢进症则可使人焦躁不安，心烦意乱。

睡眠障碍：包括失眠、睡眠呼吸暂停及发作性睡病，这些都可导致白天注意力分散且困倦。这种情况下要进行鉴别诊断尤其困难，如同考虑"先有鸡还是先有蛋"的问题一样。许多 ADHD 患者很少能在晚上睡个好觉，他们可能太忙、太焦虑或者太兴奋了，这都可能会使他们的症状更复杂。另一方面，晚上睡不好又是注意力不集中和焦虑的导火线，从而导致接下来的夜晚继续失眠。

多年以来，科学家一直在警告我们良好的夜间睡眠的重要性,关键原因在于它和我们的心理与躯体的健康、学习能力及长期记忆的固化都息息相关。对于注意力而言,失眠具有负面功效,而不会产生正面作用。一位细心的临床医师在对患者进行 ADHD 评估时,应该确保询问过患者的睡眠质量,如果需要的话,还应该安排进一步的测试来查清症状。在一些情况下,去除阻塞物(如扁桃体)有助于睡眠,减轻 ADHD 症状。

过敏:过敏可能导致患者出现一些 ADHD 症状,包括健忘和注意力不集中。ADHD 和过敏也有可能同时存在,使得患者的 ADHD 症状在过敏时更加严重。

脑损伤,癫痫和物质滥用:某些类型的头部损伤可导致注意力不集中、冲动控制问题等症状。这一连串事件可以形成一个循环,即早期的 ADHD 可能导致冲动、危险的行为,以及导致头部损伤,进而加重早期的 ADHD 症状。轻度癫痫发作(与最常见的、突发的可导致意识丧失的癫痫大发作相反)也必须加以考虑。有些更加隐蔽的癫痫发作,也称作失神发作或者小发作,其症状表现为短暂凝视(有时候伴有眨眼或手部动作),可能被错认为是注意缺陷型 ADHD。另外,接触毒品和酒精的青少年和成人,也可能会出现类 ADHD 症状(吸食大麻导致的动力丧失,或经常饮酒导致的认知障碍)。当然,正如下面即将提到的一样,ADHD 同样可以诱发酒精和药物滥用,导致另一种恶性循环。

还有哪些其他障碍或者生活问题通常与 ADHD 共存?

有研究强烈表明,超过一半的 ADHD 患儿同时患有至少一种其他的精神障碍,许多不幸的人可能同时患有两种甚至多种精神障碍。有时这些"副作用",也叫作合并症,在 ADHD 成为一大问题之时或者之前就已经出现了,而在其他时候,它们则可能是由于 ADHD 本身和它带来的频繁的挫败感所致。因此,对于以上提到的问题,不仅要将它们认作类 ADHD 症状,更应认作可能的需要额外治疗的 ADHD 伴随症状。

整体而言,约 1/3 的患有 ADHD 的青少年会出现严重的焦虑障碍,同时,有 1/4 左右的青少年患者有某种学习障碍。

尽管大部分 ADHD 患儿没有严重的抑郁症或双相情感障碍，但在青春期或者成年后，他们当中有多达 1/4 甚至 1/3 的人会逐渐出现情感障碍。

抽动秽语综合征是 ADHD 的常见伴随症状之一。研究表明，绝大多数 ADHD 患儿并没有表现出这种症状，他们没有发声性抽动和动作性抽动，包括尴尬的无意识面部动作，也没有喊出攻击性和禁忌话语的倾向。但是，在患有抽动秽语综合征的儿童中，超过半数患有典型的 ADHD。

在日常生活中，家长要注意孩子的小情绪
Photo by Bekah Russom on Unsplash

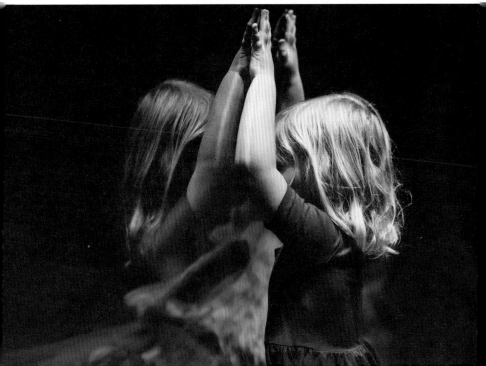

　　除上述疾病外，ADHD 常见的伴随症状还有行为问题，主要包括对立违抗性障碍（oppositional defiant disorder，ODD）和品行障碍（conduct disorder，CD）。40％左右的 ADHD 患儿同时患有对立违抗性障碍，表现为极端固执、不遵守规则，以及与成人争辩。冲动/多动型或混合型 ADHD 患儿最常表现出这类攻击性和反抗性。（患儿的父母常表示，如果患儿没有对立性反抗的行为，他们是可以忍受患儿的 ADHD 症状的。）品行障碍作为升级版的对立违抗性障碍，其行为表现包括打架斗殴、恃强凌弱、撒谎以及偷窃等。一些问题少年还有可能破坏他人财产、私闯他人房屋、虐待动物。当品行障碍严重时，可能导致严重的违法犯罪。在经历了长时间的对立违抗性障碍以及家庭功能障碍后，将近 1/5 患有 ADHD 的青少年会出现品行障碍。

　　物质滥用是 ADHD 患者中另一种常见的不良情况。很多研究证明，ADHD 与过度吸烟、酗酒、滥用违禁药物有很强的相关性。在因酗酒或药物滥用而接受治疗的成人中，有近 1/4 患有 ADHD；对青少年而言，这个比例更高，接近 1/3。从另一方面看，近 1/3 患有 ADHD 的青少年在成年后会出现物质滥用的情况，这远高于全国平均水平。酒精、烟草和违禁药物给他们带来的持续的身心伤害,使他们面临的问题迅速恶化。

相对于同龄人,ADHD 患儿更可能较早地开始吸烟、饮酒,甚至过量饮酒。有一项调查发现,平均约有 40% 的 ADHD 患儿在 15 岁左右开始饮酒,其比例是同年龄段的正常儿童的 2 倍。ADHD 相关的冲动以及冒险倾向,加之学习和社交中的挫败感,都可能促使他们较早开始饮酒,甚至过量饮酒。

感觉处理障碍(以前也称"感觉统合失调")是另一种经常与 ADHD 联系在一起的学习障碍。虽然这不属于《精神障碍诊断与统计手册》认可的学习障碍的一种,但一些研究表明多达 1/20 的儿童的学习会因此症状受到影响,包括对于感觉输入过于敏感,不仅包括基本的嗅觉、视觉、听觉、触觉以及味觉,还包括其他调控平衡和协调的感觉。有些儿童无法忍受亮光和高分贝噪声,如救护车的鸣笛声,还有些儿童拒绝穿某些衣服,因为他们会感到皮肤瘙痒或者受到刺激,即使衣服的标签和商标都已被剪掉了。除此之外,还有些儿童容易对他人不易察觉的背景噪声感到心烦意乱,或抗拒意料外的身体接触,或在与其他人或者物体有身体接触时感到不知所措,又或者无法掌控力度(如用橡皮擦时把纸擦破)。还存在某些与上述情况相反的极端情况,一些儿童会习惯性地寻找感官刺激,例如他们会不停地想要触碰他人或者某种材质的东西、不尊重他人的私人空间，或者对疼痛有异常高的忍耐力，又或者总想要转圈或者跳跃。

很容易看出，出现以上行为的青少年很容易被误认为患有ADHD。更有争议的是，这些行为究竟属于 ADHD 还是自闭症谱系障碍，又或是其他完全不同的疾病。

注意缺陷型 ADHD 诊断有哪些特别的注意事项？

正如上文提到的，与经常陷入麻烦、惹恼他人的多动／冲动型 ADHD 相比，患有注意缺陷型 ADHD 的儿童、青少年以及成人较不易被察觉。即使当这部分患者前去接受评估时，临床医师也可能很难找出他们的问题所在。尽管他们的症状并不明显，但许多研究证明，与其他多动／冲动型患者一样，他们也存在认知障碍、学业失败和其他长期存在的问题。他们或许是在沉默中痛苦着，但与多动／冲动型 ADHD 患者相比，他们的痛苦并不少。

患有注意缺陷型 ADHD 的儿童或者青少年经常被打上

"迷糊"或者"无精打采"的标签。他们颠覆了 ADHD 青少年患者吵闹、挑衅的刻板印象,很容易就逃过老师的注意,因为老师会将更多注意力放在那些爱捣乱的学生身上。患有注意缺陷型 ADHD 的成人通常表现出组织、执行功能方面(包括制订计划和做工作记录)的特殊问题。一位好的临床医师会花必要的时间了解患者的学业情况。如果一名儿童或者青少年确实患有注意缺陷型 ADHD,他不太可能因不良行为而受到惩罚,更常见的是,他们的老师会说"只要他再努力一点……",或者会说"只要她跟上学习进度,她的学习成绩会好得多"。临床医师也应该在自身的社交生活中意识到注意缺陷型 ADHD 青少年患者与其他类型 ADHD 青少年患者之间的区别。相比之下,多动/冲动型或者混合型 ADHD 患儿可能被同龄人排挤,而注意缺陷型 ADHD 患儿则经常被忽视。后者不像那些具有攻击性、侵入性的同龄人一样去烧毁桥梁,但他们在理解社交暗示方面有着同样的问题,并很可能被人看作古怪的人。

最后,临床医师需要留意一部分挣扎在注意力不集中和分心之中的儿童和成人,他们异常嗜睡,喜欢做白日梦。研究者称之为"认知速度缓慢"(sluggish cognitive tempo, SCT),意指精神和躯体双重嗜睡。这个名词并不是正式的诊断用词,而且存在争议,尤其是因为它带有轻蔑意味。但这个名词近期已经引起了临床医师的兴趣,这说明可能需要一种区别于ADHD 的明确诊断。研究表明在认知速度缓慢评估中得到高分的患者中,有近一半未达到注意缺陷型 ADHD 的诊断标准。我们还需要做更多这方面的研究,特别是认知速度缓慢的相关研究,因为这种症状会给学习和工作带来严重后果。

为了确保能得到尽可能准确的评估,你需要做些什么?

ADHD 诊断经常过于草率,并且不幸的是有些医学专家仍不相信 ADHD 是真实存在的,因此非常有必要找一位学识渊博、训练有素、经验丰富的医生来给你或你的孩子做全面客观的检查,并且需要花费必要的时间进行有效的评估。

首要的是,向你的私人医生或你的孩子的儿科医师咨询,请他们推荐一位有资质的精神卫生专家给你或你的孩子做 ADHD 评估。另外,向其他家长、老师或者本地的 ADHD 互助小组寻求推荐也是不错的选择。一些网站,诸如 Yelp(美国著名的商户点评网站）、Healthgrades（美国的医疗服务在线点评网）以及 RateMDs.com（美国的医生点评网站），都给这一以往灰暗的系统增加了一些透明度。不要相信你在这些网站上看到的一切，但在预约诊断之前到这些网站上查一查还是值得的。

要知道，这会是一个非常费时的过程。获得良好的知识储备，让它成为你的优势。读完这本书，如果你还有时间，看看本书末尾列出的其他书籍或网站。思考你可能会需要哪些治疗，这样就不用浪费时间在专家的办公室里苦恼。如果完成评估后得到的是确定的诊断结果，你是会固执地反对治疗，还是愿意试一试呢？你是否准备好了付出相当多的努力来进行行为治疗呢？

既然现在你已经知道了一次好的评估需要什么，那么请准备好花时间回答关于你和你的家族史的诸多详细问题。此外，搞清楚你的保险覆盖范围以及你能承担的治疗费用也是必要的。

在你第一次跟专家碰面的时候，确保随身携带记事本、笔或者笔记本电脑,并且准备好你想问的问题。

关注:诊断

诊断患者是否患有 ADHD 需要进行仔细彻底的评估。这也是一个必要的、技术性较低的并且可能有些主观的过程。理想情况下,诊断结果是受过良好培训的专家在收集了多方面信息后得出的结论。也许有一天,我们只需要给患者做一次快速的血液检查或者脑扫描就可以得出清楚的结论。但目前时候未到,并且在可见的将来也不太可能做到。计算机化的注意力测试、一系列昂贵的神经心理测验、智商以及成绩测试都有助于找出潜在的认知问题,但不能为 ADHD 诊断提供决定性证据。简单而言,没有其他方法可以替代对患者病史以及行为的全面分析。

一位熟练的临床医师一定会调查清楚是否可能有其他精神或躯体的问题导致了 ADHD 症状,包括睡眠障碍、甲状腺功能失调、精神创伤以及焦虑。治疗 ADHD 的药物只对上述一部分问题有效,对其他问题却可能造成严重的后果。一位认真尽责的评估者会询问一些可能与 ADHD 共存的其他情况,比如抑郁症、物质滥用,以及对立违抗性障碍,因为这些都属于需要单独治疗的严重问题。

ADHD需要仔细诊断,所谓"症状"或许只是孩子的调皮
Photo by Scott Webb on Unsplash

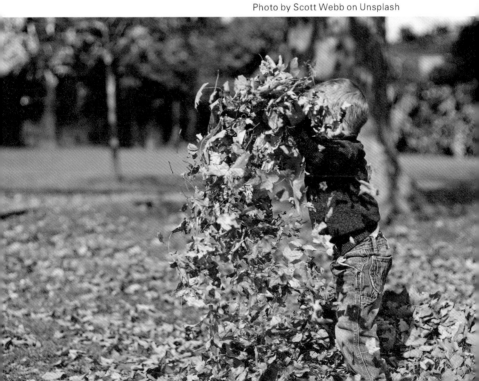

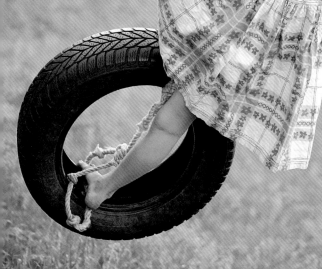

5　ADHD 在患者的一生中是如何演变的？

ADHD 在生命的早期有哪些表现?

没有人认为在最好的环境下抚养幼儿和学龄前儿童是一件容易的事情。大多数父母很快就明白,为什么孩子出生后的第三年会被称作"可怕的 2 岁"。但请想象一下和这样一个孩子生活在一起:才到 1 岁就不愿意睡午觉,晚上很晚上床,白天又比其他小孩起床早得多,而且总是忙个不停——跑到街上

给孩子营造好环境并不容易
Photo by Jehu Christan on Unsplash

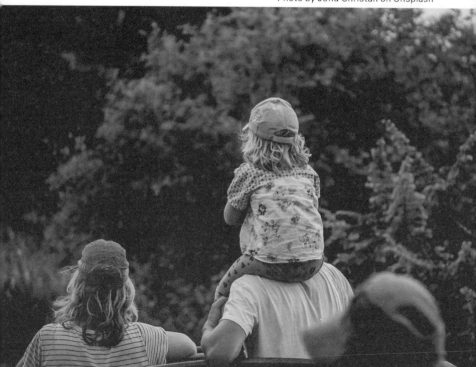

去，摆弄身边任意散落的锋利物品。想象一下，一个小男孩，或者小女孩，对于你要求他所做的事情极力反抗，就连最平常的小事情都要演变成不断上升的斗争；或者，他经常恐吓自己的幼儿园老师和同学，有时甚至被请到教室外面去；又或者你常常需要看管他，以免他破坏家具，威胁到兄弟姐妹和家里宠物的生命安全。这绝不是开玩笑：有着多动／冲动行为问题的孩子可以让家庭生活陷入一连串看似永无止境的危机。

这样的孩子遭遇意外伤害的概率非常大，而他们的家长则更容易紧张、自责，普遍觉得痛苦。因为这样的孩子过度活跃，常常需要父母给予更多的关照，这自然使得他们那些没有相同症状的兄弟姐妹愤愤不平。在一些极端情况下，尤其是当这些家庭处于极度的压力之下时，患有 ADHD 的幼童受到躯体虐待的风险就会很高。

目前，包括美国儿科学会在内的专业组织正呼吁各界要早在患儿 4 岁时就识别并治疗 ADHD。这种早期干预的目的在于维系家庭团结、安定，减少伤害的发生，最终使患儿避免年复一年的失败和自暴自弃。

虽然有些家长发誓说，他们可以从宝宝的第一个不眠之夜就发觉孩子将会被诊断出一些问题；而且，一些专家声称他们可以早在患儿 2 岁时诊断出 ADHD，但事实上直到孩子快 4 岁时，才有可能区分 ADHD 行为和一些正常儿童发育过程中的极端情况。并非巧合的是，目前的专业标准设定了一个孩子可以被合理诊断的年龄，那正是孩子在学前班最需要集中注意力自我控制的时候。

正如这个回答所暗示的，某些不容易引起注意的 ADHD 类型在患儿面对上学的挑战前通常不会显山露水。如果幼儿

也许每个孩子都会在课堂上分心，但ADHD患儿表现得更严重
Photo by Foundry on VisualHunt

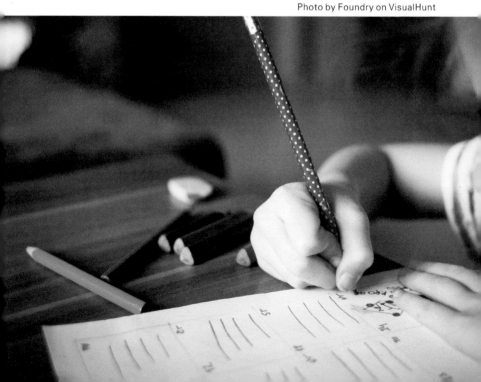

出现说话、语言上的问题，健忘，无法听从指令，玩乐或听故事时注意力不集中，或者出现早期课前阅读问题，也许这些就是幼儿患有 ADHD 的首要标志。

学龄期 ADHD 有哪些常见的影响？

学习

一般情况下，ADHD 患儿在上小学二年级时就开始遇到一些真正的麻烦，因为那个时候他们的老师开始对于他们的学习表现出严格的态度，并开始布置家庭作业。ADHD 患儿可能会忘记记下家庭作业，对于完成家庭作业也心不在焉，更令人沮丧的是，他们完成了作业却把它忘在家里，直到交作业那天才想起来。他们发现几乎任何事情都比听老师讲课或集中注意力阅读更有趣和令人兴奋。

长期研究表明，一半以上的 ADHD 患儿至少留过一次级。ADHD 和智力之间的关系非常小，一些患儿可能是天才，而其他患儿却不那么聪明，但患有 ADHD 的学生在数学、阅读和拼写的标准化测试中的表现还是比一般学生差得多。虽然某些病例中，ADHD 所伴随的学习障碍的确是影响学习的罪魁祸首,但其实典型的 ADHD 症状如注意力不集中、易冲动和缺乏自我调控能力足以影响到患儿的学习。

社交生活

同样地,到小学二年级的时候,孩子在学校的社交需求逐渐增加。那些邀请全班所有人参加生日派对的孩子会变得更加引人关注。孩子也开始有自己的思想,可以拒绝父母给他安排的玩伴。学校中开始形成一些小团体,而 ADHD 患儿却容易被这些团体忽视——他们容易在社交上犯错,因为他们常常侵犯他人的空间,非常霸道地戏弄他人。有 ADHD 病史的儿童的父母反映,他们的孩子存在的问题大约是其他正常孩子的3 倍。

有证据显示,ADHD 患儿比起有其他任何智力或行为问题(包括抑郁症、焦虑症、自闭症甚至青少年犯罪)的孩子更容易被他们的同学排斥。他们容易在同伴中迅速变得声名狼藉。这是一个不容忽视的问题。在一些围绕整个学区开展的大规模调查中,研究人员发现小学同学的排斥是导致青少年犯罪、在高中退学和产生长期心理问题的重要且最严重的相关因素。换句话说,被同伴排斥对一个孩子的发展的影响比另外一些情况,如健康状况、成绩水平、老师对学生在校情况的报告,以及父母对孩子能力的评价等更严重。这种影响类似于被学校开除的影响，被学校和同学"抛弃"的孩子不仅要承受被排斥的直接伤害，而且在学习及社交上也缺乏持续学习、进步的条件。

好消息是，有研究者发现，哪怕只有一段高品质的友情，其所带来的正能量，也至少能在一定程度上抵消多次被周围同学排斥所带来的负能量。现在的问题是，患有 ADHD 的孩子在交友上比较慢熟，一旦交上朋友也很有可能与对方发生冲突，而且在修复感情的道路上也困难重重。

一旦你懂得 ADHD 患儿在社交生活上有多么受打击，你可能也会意识到，帮助 ADHD 患儿找到避免被孤立和排斥的方法一定会成为治疗他的一个关键环节。

家庭冲突

ADHD 患儿的父母，尤其是母亲（因为她们依然承担着大部分照顾孩子的工作），他们所面对的压力会在孩子上学并且第一次面对老师和同学之间的严肃问题时陡然增加。ADHD 患儿的母亲常常是老师和其他家长指责的对象，她们反映自己相比其他母亲，更没有自尊，更容易抑郁、自责，而且在社交方面较为孤立。

研究者发现,在与养育孩子相关的压力等级上,ADHD 患儿的家长明显高于孤独症谱系障碍患儿的家长。据估计,这些家庭里父母分居和离婚的概率至少是美国平均水平的 2 倍。甚至那些注意缺陷型 ADHD 患儿的家长,每夜与孩子为家庭作业而争吵时也受尽折磨。一个最严重的问题是,在经历了数个月甚至数年徒劳的争论、哄骗和冲突后,很多 ADHD 患儿的家长会逐渐陷入一种"习得性无助"的状态,他们可能开始疏远他们的孩子,在孩子处于青春期,需要更明确的限制时,家长的监督力度却比以往更小。

青少年时期 ADHD 有哪些表现?

很多被诊断出患有 ADHD 的青少年在青春期可能会明显变得不像儿童期那么好动,虽然其中大约 3/4 的患儿还是达到了《精神障碍诊断与统计手册》的诊断标准。很多青少年及成年 ADHD 患者表示,尽管他们相比以前没有那么活泼,但他们的思维仍然很活跃。而且他们回忆说,自己的 ADHD 症状表现不仅仅是好动:那些关于注意力、专心及自律的潜在问题,最终将导致他们的生活极度艰难。

我们注意到，当 ADHD 患儿升学到初中和高中时，由于此时对他们的组织能力的要求进一步提升，他们在学校里出现的问题也会变得更加严重。在初中和高中阶段，他们不再只有一个老师，而且一周内每天的课表都不同。这时，学生也开始要敦促自己完成家庭作业，而不再由家长监督。他们的家庭作业逐渐变得抽象，如果没有及早掌握某些基本技能，那么这些青少年将越来越难以追赶上他们的同学。

到 18 岁时，ADHD 患者中留级、休学或退学的人至少是非 ADHD 患者的 3 倍。我们注意到，大约 1/3 的 ADHD 患者在读完 12 年级前就退学了。

青少年时期，大多数青少年开始努力地争取更大的独立性，承担更多的风险，挑战大人的权威。青少年日后会与他们的父母分开住，在这样的压力驱使下，他们的思维也会趋向于去试探他们自己能力的极限。而 ADHD 患者会将这种自然趋势推向极限。他们寻求刺激和冲动的人格伴随着各种反社会行为倾向在攀升，包括酗酒、吸毒和吸烟。青少年时期的各类成瘾行为，包括网瘾和赌瘾，对于患多动／冲动型 ADHD 和注意缺陷型 ADHD 的青少年来说，都是很危险的。正是在这个时期，ADHD 才首次真正地成了一个公共卫生问题，比起一般青少年,他们发生青少年怀孕、性传播疾病、车祸、其他致命事件,以及非致死性伤害、青少年违法犯罪、住院和急诊的概率都更大。患有 ADHD 的女孩成年后比同龄女性更容易遭受其伴侣的躯体虐待。

患有 ADHD 的青少年也面临着情感障碍、自残甚至自杀等风险。相比儿童来说,所有青少年都更容易抑郁,而且患有 ADHD 的青少年患上抑郁症的风险特别高。当他们想到自己因为疾病而承受失败及社会排斥时,情绪就会变得很低落。患有 ADHD 的女孩在青少年时期不仅容易抑郁,而且也更容易出现饮食障碍,尤其是神经性贪食症,摄入过多的同时吐出的也增多,这与她们控制冲动的能力不佳有关。患有 ADHD 的男孩和女孩一样,相比正常的同龄人更容易出现饮食障碍,睡眠也不好,身体健康状况下降。引人注意的是,患有 ADHD 的年轻女孩相比正常的同龄人来说更容易产生自杀念头,她们会割伤自己来应对痛苦的情绪。这些年,她们的冲动行为变得特别危险,我们将在第 6 章详细解释。

再来说说驾驶,这可意味着真正地开着车上路。青少年驾车其实够吓人的,因为车祸是 15 岁至 19 岁美国人死亡的主要原因,而患有 ADHD 的青少年开车则更是很恐怖的一件事。

我们大多数人开车时都忍不住要去看手机收到的短信,对于患有 ADHD 的青少年来说,开车时更容易因手机信息分心。而且,有研究显示,仅仅是有同伴在车里就可以使青少年驾车时的高风险行为显著增加,对于 ADHD 患者来说,这种风险就更大。

在他们驾驶的头几年里,患有 ADHD 的青少年发生车祸的次数接近未患 ADHD 的青少年的 4 倍,收到的超速罚单也是未患 ADHD 的青少年的 3 倍,且他们在车祸中伤及无辜的

驾驶需要足够专心,这对ADHD患者来说有些困难
Photo by takahiro taguchi on Unsplash

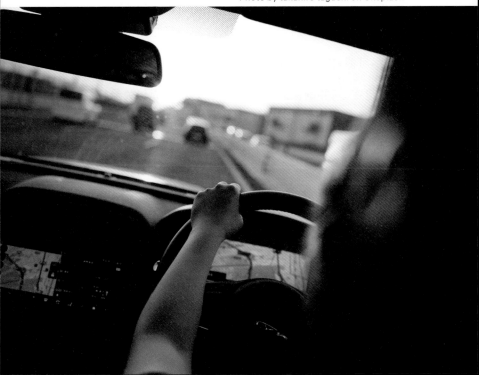

可能性更大。模拟驾驶测试提供了大量的证据,表明注意力不集中(或者昏昏沉沉)和易冲动这两个"魔鬼"是导致驾驶者选择高危行为的主要原因,比如说,每一个黄灯他们都尝试着冲过去。随着青少年驾驶者造成的伤亡人数持续上升,美国大多数州现在改为实行驾驶证分级制度,这样青少年在学习驾驶的时候可以逐渐挑战更高难度。一些州还要求实行三阶段驾驶证制度,一开始经驾驶学员同意,让一位有驾驶证的成人始终在车内陪同,然后改为中级或临时驾驶证,最后升级为正式驾驶证。

患有 ADHD 的青少年的父母应确保孩子更多地练习驾驶,尽可能延后考取驾驶证的时间。明智的做法是,将安全驾驶铭记在心,并确保孩子在 16 岁生日前接受相关治疗,不论是药物治疗还是行为治疗。

ADHD 严重到什么程度会延续至成年期?

仅仅二三十年前,大多数专家相信,ADHD 症状在青春期就会销声匿迹。现在我们知道,尽管躯体上的多动行为确实在青春期逐渐消失，但其他严重的症状，包括强烈的心理不安、严重的注意力不集中、冲动，以及执行功能问题，比如做计划和自我管理，会一直持续到成年。研究者发现有一半以上的ADHD患儿成年后仍符合诊断标准，而若诊断医生从其他的信息中收集到更多临床资料，这个比例可攀升至2/3。

即使患者成年后不会出现 ADHD 诊断标准里所有的症状，他们的生活可能仍然会被合并症及并发症所影响，如焦虑、抑郁、物质滥用、反社会行为，以及赌博或网络成瘾。他们的社会关系会严重受损，尤其是与关系亲密的人之间的交往更容易出现困难，而且他们会在学业及事业上遭遇失败。研究者发现，被诊断出患有 ADHD 的成人找到工作的概率与他们的同龄人相比至少小14％，工种类似时所得收入平均比同龄人少33％，且受到各种政府救助的人数比同龄人的多15％。

总的来说，成年期 ADHD 不仅是真实的，而且有可能造成极其严重的后果。

ADHD 如何影响患者的自尊心？

自尊是一个人的基本价值观，就像生活中的其他事物一样，只有适度才是最好的。极低的自我价值就会让人不能正常活动，会导致抑郁和绝望。而过高的自尊又会使自己处于自恋的边缘，影响人际关系。

一项有意思的研究表明，几乎我们所有人都认为自己不论如何都比大众的平均表现要好，不管这是不是真的。换句话说，我们有一点点轻微的自我膨胀是正常的，甚至可能有利于我们的健康。

然而可悲的是，对于 ADHD 患者来说却不是如此，至少在自尊方面不是。尽管一些人对自己有着积极的看法，但研究表明，随着挫败和被排斥的情况日益严重，ADHD 患儿的自尊心从儿童期后就开始变弱，这种自我意象的淡化加重了其ADHD 症状及影响。在这个特殊的人群中，这些患者觉得，自己做的比其他人认为的都好，或比客观测验得出的结论要好。这种现象在临床上被称为"积极错觉偏差"，可以理解，这种现象可能使得患者缺乏改变自身的动力。然而，我们现在仍然不清楚患者这种自我意象的膨胀或淡化是不是他们自尊心受到影响的罪魁祸首。

ADHD 究竟是不是一种天赋？

本章有很多令人不安的消息容易使人压抑，为此，我们恳请各位谅解。不过，有一批学者和其他支持者认为 ADHD 实际上是一种天赋。让我们一起看看为什么他们这样说。

首先，科学家相信与 ADHD 相关的基因可以追溯到狩猎采集社会，在那时，为了种族的生存，一部分人类特别容易冲动，偏爱冒险，这其实也是合情合理的。在这样的背景下，患有 ADHD 的人类也许就是最警觉的猎人，他们对于猎物以及狩猎者都有着格外高的警惕性。

猎奇求新是 ADHD 常见症状，这点在生存环境剧变的时候特别有用。举个例子，在大约 15000 年前的亚洲，一条横跨白令海峡的大陆桥出现了，携带有 DRD4-7R 等位基因的探险者就很有可能跨越白令海峡移民到了北美洲。这些游牧民族从西伯利亚迁徙到阿拉斯加，最终一路到达南美洲。研究者在人类遗骸中发现，那些在北美洲和南美洲西海岸迁徙得越远的人，其身上携带的 DRD4-7R 等位基因（与猎奇求新相关）的浓度也就越高。

从达尔文的自然选择理论可以联想到,如果与 ADHD 相关的 DRD4-7R 等位基因和其他基因遗传下去对人类有害,它们应该很久前就消失了。然而现如今,确实有很多富豪和有名的企业家、艺术家、艺人甚至学者都曾公开自己童年时有过分心和学业失败的情况。一些天赋理论的支持者指出,因为 ADHD 是一种抑制性障碍(类似刹车失灵),所以他们有一种得天独厚的优势,不像一般人那样可以快速地消除大脑中那些飞驰而过的幻想,使得他们能够有更多创新的潜能。阿尔伯特·爱因斯坦(Albert Einstein)已成了这一争议的典型代表,因为在传记作家的描绘下,他是一个没有组织性、做白日梦的人,据说他幼儿期才学会说话,后来到高中就退学了。另一个经常被提到的例子是沃尔夫冈·阿马多伊斯·莫扎特(Wolfgang Amadeus Mozart),传记作家将其描述成一个爆粗口的家伙,有时还会出现发声性抽动和动作性抽动,而且他一般在散步、骑马或者打台球的时候创作音乐。

这是不是就意味着我们可以毫不犹豫地将 ADHD 称为一种天赋? 也许不是的,至少现在不是的。虽然一些主流企业的首席执行官可能说他们的 ADHD 特性让他们更有创造力,更喜欢冒险,但是他们不会告诉你的是,他们的成功少不了私人助理的贡献。他们通常也不会细想那些不太成功的冒险决策。这些首席执行官的合伙人可能会告诉你一个不同的故事。

　　美国捷蓝(JetBlue)航空公司的首席执行官大卫·尼尔曼(David Neeleman)和金考快印(Kinko's)的创立者保罗·奥法里(Paul Orfalea,他喜欢把学习障碍称作"学习的机遇")相信他们的成功归功于他们患有 ADHD。尼尔曼说,自己在高中时很"傻",青少年时期像在云雾里,一遍又一遍地看《梦幻岛》(Gilligan's Island),但为人称赞的是,他创立了两家航空公

ADHD患者的症状会让父母烦恼,但他们在某些方面的天赋令人惊叹
Photo by Jelleke Vanooteghem on Unsplash

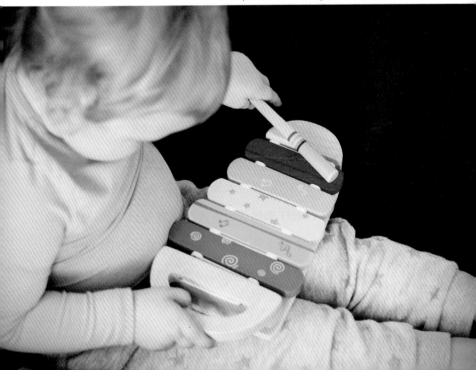

司,并发明了电子机票。然而在 2007 年,在经历了一个星期的飞机及乘客滞留混乱后,他被炒了鱿鱼。类似地,天赋论的支持者也将奥运会游泳冠军迈克尔·菲尔普斯(Michael Phelps)作为典型,因为他有着非凡的体力以及超高的注意力,但是这一切赞美最终戛然而止,因为后来菲尔普斯于 2009 年被拍到抽大麻,并且几年后因醉酒驾车(两次)被捕入狱。

我们将永远不知道莫扎特或者爱因斯坦是否能被证实患有 ADHD,是否能受益于当代的治疗手段。人生无常,正如一位传记作家所推测的,莫扎特的父亲坚持亲自教育他,这深深地影响了他,使他处于社会隔离状态。不幸的是,这种情况在很多 ADHD 患者身上都存在。也许社交上的孤立放缓了他在情感上的成熟,使其情感永远都不能追赶上他非凡的智力。他经常感到焦虑、孤独和悲伤,临终前他写道:"我在能欣赏自己的才华以前就已经走到了人生的尽头。"现代药物治疗和心理支持有可能减轻莫扎特的痛苦吗? 如果有,是否可能让他的天赋也销声匿迹呢? 我们不得而知,但可以确定的是,从我们的角度来看,对 ADHD 天赋论/诅咒论之谜最明智的评价来自精神科医师兼作家爱德华·哈洛韦尔。他将 ADHD 描述成一种非常难以掌握的天赋,即使在最好的情况下,这种天赋也需要大量的管理和支持。

ADHD 患者最适合什么样的环境？

我们再次强调：环境对于 ADHD 患者至关重要。虽然目前并没有什么不可思议的有助于 ADHD 患者的环境或职业，但我们知道，对于患有 ADHD 的学生，能够每小时起身走动不止一次，对于成人，能够找到新奇、刺激且至少有一定的建设性的工作，对他们大有裨益。一些 ADHD 专家建议让患病的成人入伍参军，这样可以帮助他们逐渐养成纪律性；其他人也建议给他们安排一些高强度工作，比如销售、警察或者艺人工作。ADHD 患者中大部分人是个体户，因为他们与领导或者其他人一起工作有困难。

不管 ADHD 患者在哪里完成学业、工作，或者养家，他们都可能需要其他人多多理解和支持，并且持续接受成功的治疗。正如我们所希望展示给大家的一个观点：环境不但可以使这种疾病变成天赋，也有可能带来冲突和失望，正所谓"水能载舟，亦能覆舟"。

哪些证据表明 ADHD 患者具有恢复力，也就是说，症状虽在，但仍有可能产生积极的结果？

我们在书中描述了 ADHD 患者面临着令人担忧的潜在后果，但有一点很重要，就是要牢记不是每个 ADHD 患者最终都会发展成一大麻烦。当然，也不是所有被诊断出患有 ADHD 的个体都会考试不及格、被同学排斥、容易受到意外伤害，或者到了青春期就出现物质滥用、自残或犯罪行为。这些患者中有一小群人始终致力于战胜困难。患者的这些特点及其所处的环境可以为他们带来恢复的能力，这是科学家极其感兴趣的。虽然目前仍然缺乏一定的证据去回答这个问题，但他们发现这些保护性因素归结起来就是个人的内在特质，包括智力、幽默感，以及对未来的感知。

对于一个年轻患者的生活来说，有三件事情最为重要：成人（和同伴）的支持，至少学习一项技能并在未来有效地将其应用于工作，以及坚持那些被证实有效的治疗方案。我们希望在这一领域能有更多研究，与现有的治疗手段一起，不仅致力于治疗疾病，更能帮助这些患者增强信心。

关注：ADHD 在患者一生中的演变

学龄前，ADHD 症状与其他孩子的一些冲动行为难以区别。而且在一些极端的情况下，这些症状是灾难性的，比如家庭混乱、伤害，甚至被学校开除。一位细心的临床医师可以在 ADHD 成为核心问题时发现该病，并且做出相关的诊疗，彻底减小该病恶化的机会。大多数患儿在小学时被诊断出患有 ADHD，因为这时患儿和他们的同学之间的区别开始显现出来，如果不治疗，他们将难以完成作业、失去朋友，甚至有可能开始厌学。ADHD 患儿的家庭关系也会变得很差，他们的父母可能会被这样的压力压垮。ADHD 会让孩子在青春期过得很艰难，有时候对他们来说还是灾难性的，他们会面对更多学业上的问题、物质滥用、酗酒、犯罪、情感障碍、青少年怀孕，以及沉迷赌博和网络等。在开车时分心或者冲动驾驶是其中一种特别严重的情况，其引发的车祸是美国青少年的头号杀手。

以前被诊断出患有 ADHD 的患者成年后约有一半不再出现显著的症状，但大多数患者还是会受该病的后续效应影响，这些后续效应包括焦虑、抑郁、离婚，以及学业和事业上的挫折等。随着时间的流逝,ADHD 患者的自尊心会逐渐减弱,他们必须努力避免过度悲观的自我价值或者过度膨胀的自我意象。

尽管 ADHD 患者有着上述长期问题,但仍有相当数量的患者在适当的帮助和支持下,最终得到了良好的发展,所以说,一般我们认为的缺陷也可能转化成对人有益的动力。我们期待能够进一步研究这些成功的 ADHD 患者究竟是如何走出阴霾,化多动为能量,化冲动为创造力,化白日梦为创新的。

6 身份和环境对于疾病发生的影响

ADHD 发病率在男性和女性之间有什么差异？

一直以来，人们认为 ADHD 仅仅或主要影响男孩。20 世纪大部分时间里，被诊断出患有 ADHD 的男女的比例为 (5～10)∶1。近年来，女孩患病比例急剧上升。2011—2012 年美国国家儿童健康调查发现，15％的男孩和 6.7％的女孩被诊断出患有 ADHD，这表明男女患病率之比为 (2～2.5)∶1。

我们相信这一比例或多或少准确地反映了现状。尽管太多女孩患有 ADHD 而未被诊断，这对她们造成了伤害，我们在本章后续部分会解释，实际上 ADHD 在男孩中更普遍，但科学家至今尚未完全阐明其中的原因，可能与男孩大脑发育比女孩慢相关。ADHD 和其他儿童期出现的神经发育问题都是多发于男孩身上的，其中包括孤独症谱系障碍、严重的躯体攻击、抽搐和运动障碍，如抽动秽语综合征，以及其他形式的学习障碍。在童年早期，女孩的语言能力较男孩的强，她们更顺从、富有同情心且善于交际。毫无疑问，涉及以社会问题（自闭症）、注意力／行为症状（ADHD）、顺从行为（对立违抗性障碍）及攻击行为（品行障碍）为特征的儿童精神障碍时，男孩占绝大多数。

事实上,男孩在小学期间出现不服从、攻击及冲动等外化的行为障碍的风险更高。20 岁以上女孩的发病率增加,症状不同。在青春期前和青春期,女孩出现焦虑、抑郁、饮食失调和自残等内化行为的风险更大,在这个时期,很多女孩就医并被诊断出患有 ADHD。

两性之间症状有什么差异?

这个问题的答案有点复杂。符合 ADHD 诊断标准的女孩比男孩更容易被诊断出以做白日梦、分心、混乱为特征的注意缺陷型 ADHD。总之,男孩通常更好动,比女孩有更多的冲动控制问题。

有冲动 / 多动型及混合型 ADHD 症状的女孩,与有冲动控制障碍、过于活跃或纯粹的过于刁钻的男孩的外表和行为极其相似,但她们出现外化暴力行为的比例低得多。相对于多动,女孩更多地表现为话多。她们的冲动行为形式更微妙,比如,非常冲动的女孩可能不会像男孩那样跑到车流中去,而会在多选题中随意地选择第一个选项(女孩多表现为"认知",而非"行为"上的冲动)。

一般来说,女孩从小就比男孩更配合和遵守规则,从而更易于融入社会。这样做的一个后果是,患有 ADHD 的女孩比男孩更容易焦虑,因为她们会试图集中注意力。女孩通常比男孩更在意自己在学校的表现及他人的眼光。因此,患有 ADHD 的聪明女孩在初中或高中可能通过强迫性的完美主义成功掩饰她们的症状,但当工作太难而不能胜任时她们就会崩溃。

此外,女孩比男孩对自己要求更严格,有证据表明包括家

通常,女孩从小就比男孩更遵守规则
Photo by cocoparisienne on VisualHunt

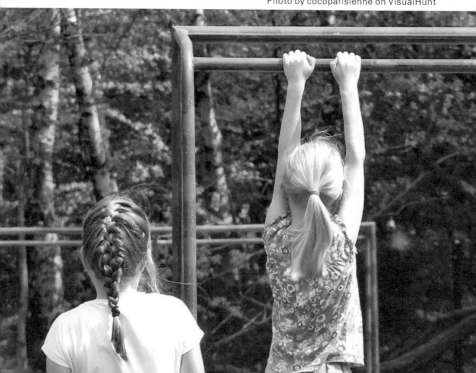

人在内的其他人对女孩的评价标准比男孩更苛刻,尤其是一般女孩会做得更好的方面,如上课专心听讲、解读社会线索、自律、同情及合作。患有 ADHD 的女孩中,约一半符合冲动 / 多动型或混合型 ADHD 的诊断标准,她们的生活特别艰难,因为同龄人认为她们的行为男孩子气、奇怪或不符合女性准则而排斥她们。

女性 ADHD 患者(尤其是在儿童期障碍未显露的患者)面临的远期影响是什么?

我们已经阐述了女孩的 ADHD 患病率逐渐升高,让人惊讶的是如今男女患病率越来越接近,男女患病率之比为(1~1.5):1,甚至更低。那么以后会如何呢?

我们并不确定,但基于最近的寿命研究可做一些推测。首先,值得一提的是,儿童疾病大部分由成人(父母和老师)陈述,而成人的疾病诊断大部分基于自我陈述。女性成年后,她们对自身健康更关心,比男性更愿意承认问题。随着对女性 ADHD 认识的提高,更多女性开始寻找让她们困惑多年的问题的答案。很多女性是在她的一个孩子被确诊患有 ADHD

时,才开始怀疑她们自身患有 ADHD 的。

另一个起决定作用的因素是注意缺陷型 ADHD(这种类型在女性中比男性中更普遍)比冲动／多动型更顽固,使成年女性看上去仍存在一些问题,而许多成年男性患者的突出症状大多已消失。我们注意到,即使核心症状有所改善,焦虑、抑郁及进食障碍等伴随症状仍困扰着 ADHD 女性患者,最终促使她们寻求帮助。此外,女孩比男孩对学校教育的压力和结构更敏感。一旦离开了学校,年轻的 ADHD 女性患者就容易变得非常混乱。

总的来说,当今女性 ADHD 患病率比以前估计的高得多。撇开新增确诊病例数这些纯粹的数字,我们发现给女性 ADHD 患者的治疗处方比给其他任何人群的增加得都快。除了欣肖的研究外,对患有 ADHD 的女孩随访至成年的长期研究极少,迄今为止,几乎没有关于男女之间基于大脑差异的不同症状的研究。不过,学术界正以足够数量的 ADHD 女性患者为对象进行研究,以探讨 ADHD 女性患者的特征。与男孩相比,在儿童时期被诊断出患有 ADHD 的女孩有严重的行为、学术及社交障碍。如上所述,她们不会像男孩一样有攻击性行为,但更可能出现抑郁、焦虑及相关的内化问题。早期的研究表明,ADHD女性患者比男性患者更容易出现语言障碍及智力发育迟缓,但最近的研究还未证实这一观点。

整个青春期,女孩和男孩一样存在ADHD所引发的上述问题,如学习成绩不好和不擅社交,但女孩的物质滥用风险较男孩低。

尽管如此,欣肖于20世纪90年代末起,对研究对象开展了每5年一次随访的系统研究,在2016年发表了最终成果。该研究发现了一个特别令人担忧的问题,部分患有ADHD的女孩在成年早期有自残行为,如割伤或烫伤自己,以及真的企图自杀。这类行为的高风险人群是在年幼时被诊断出患有混合型ADHD的女性患者,这表明她们的冲动及伴随的社交问题导致了此类危险行为。实际上,接近1/4的患有混合型ADHD(注意缺陷加上多动/冲动)的年轻女性在成年早期尝试过自杀,且一半以上有中度到重度割伤自己及其他形式的自残行为,而在男孩或成年男性患者中未发现这种自残现象。

尽管患有注意缺陷型ADHD的女孩发生自残行为的风险相对较低,但她们存在学习障碍,而且分心导致的交通事故发生率较高。在《理解 AD/HD 女孩》(*Understanding Girls* with AD /HD)一书中,凯瑟琳·纳多(Kathleen Nadeau)、埃伦·利特曼(Ellen Littman)和帕特里夏·坎(Patricia Quinn)描述了患有注意缺陷型 ADHD 的女孩在成长过程中的独特的艰辛,包括完美主义和社交孤立的问题。

不同种族和经济群体在 ADHD 诊断上有何差别？

近年来美国 ADHD 患者的种族组成发生着急剧变化。20 世纪 80 年代晚期,典型的 ADHD 患儿是白种人,住在郊区,家庭相对富裕。但如今 ADHD 不再是富贵病,非裔美国青年和白人青年被诊断出患有 ADHD 并接受治疗的概率一样大。近年来,来自贫困家庭的 ADHD 患儿数量甚至多于来自富裕家庭的数量。

换句话说,认为文化程度低是非裔美国儿童注意缺陷及破坏行为的唯一解释的老套观点已经过时了。实际上 ADHD 流行于所有种族和各经济阶层,且诊断率与流行现状接近。但拉丁裔年轻人例外,具体原因不明。多年以来,他们的诊断率低于其他种族,美国国家调查表明,他们的诊断率几乎是其他种族的一半。有趣的是,美国联邦研究发现来自墨西哥移民家庭

的儿童患 ADHD 的比例最低,而来自波多黎各家庭的儿童患
ADHD 的比例与美国的平均水平更接近。同时,加利福尼亚
州凯撒医疗集团(Kaiser Permanente)的研究表明,近年拉丁
裔 ADHD 患者的比例攀升较其他种族的更快,这表明他们的
ADHD 患者数量最终会赶上其他种族。

近年少数族裔和低收入群体诊断率上升的原因何在?

很多导致富裕及中层阶级白种人 ADHD 诊断率攀升的因
素现在同样促使低收入群体 ADHD 诊断率激增,这些因素包
括对 ADHD 的认知水平上升、病耻感减少(至少在一定程度
上)、诊断标准放宽。同时,政府政策的改变不仅影响白种人儿
童及富裕家庭儿童,对低收入群体中的儿童的 ADHD 诊断也
有巨大影响。

自 1975 年起,随着《所有残疾儿童教育法》(Education for
All Handicapped Children Act)的通过,美国联邦政府要求公
立学校接纳残疾人,包括确诊有行为、情感及学习技能障碍的
儿童。经过许多拥护者的游说,直到 1991 年该法案才更新为
《障碍者教育法》,此法案在需要特殊教育设施的健康受损情况

列表中将 ADHD 特别列出。这些有价值的基于学校的支持，包括诊断测试、特别辅导、资源教室布置和特殊日常课程（针对症状最严重的青少年），全部是免费的。那些无法为这些服务支付几千美元的中低收入家庭，终于可以给他们的孩子争取到政策规定的特殊待遇，ADHD 诊断率迅速上升也不足为奇。

与此同时，美国最高法院裁定，获得补充保障收入的低收入群体必须包括 ADHD 及相关障碍患者。同样，美国国会扩大了公共医疗补助的范畴以涵盖患有 ADHD 的年轻人。因为

为ADHD患者募捐的雨伞项目
Photo by Printkick Ltd on Flickr

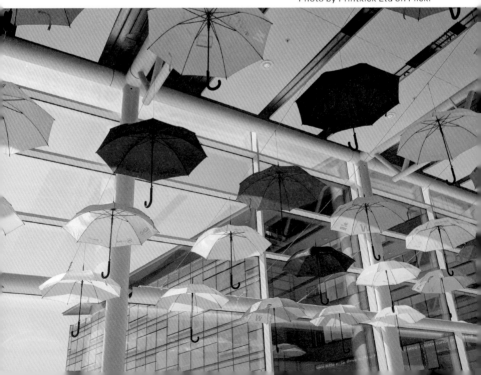

这些保险覆盖了药物治疗(不包括行为干预治疗),所以,公共医疗补助授权的 ADHD 处方在 10 年内增加了 10 倍。实际上,最近的美国国家调查显示,接受医疗补助的家庭的儿童 ADHD 诊断率高于接受商业保险赔偿的家庭,诊断率分别为 14.4% 和 9.4%。一个更戏剧性的转变是,接受公共医疗补助的家庭的儿童 ADHD 诊断率比接受私人医疗保险赔偿的家庭高 50%。

另一个因素是低收入家庭低体重儿的比例非常高,而低体重儿是 ADHD 危险因素之一。这种增长趋势是我们可以预测在不远的将来 ADHD(及其伴随诊断)实际患病率持续增长的因素之一。

我们已经注意到,拉丁裔美国人的 ADHD 诊断率一直比平均水平低,尽管这种趋势持续不了太久。拉丁裔美国人的 ADHD 诊断率低的原因不甚明了,至少部分与长久以来拉丁裔美国人普遍缺乏医疗保险及缺乏说西班牙语的执业医师相关。部分研究者将原因归咎于文化差异,拉丁裔美国人大家庭较其他群体更能容忍破坏性行为,而不太能接受被确诊为患有精神障碍所带来的羞耻。

美国各州之间诊断率有何差异？ 为何存在差异？

全美国儿童和青少年 ADHD 诊断率在各州之间相差悬殊。美国西部部分州的 ADHD 整体诊断率极低,如内华达州的平均诊断率低于 5％。相对而言,美国南部部分州,如阿肯色州及肯塔基州的 ADHD 诊断率接近 15％。总的来说,包括平原地区在内的美国南部和中西部 ADHD 诊断率,高于落基山脉及太平洋沿岸诸州。药物治疗比例与诊断率类似。美国南部部分州的 ADHD 患儿接受药物治疗的比例是加利福尼亚州的 2 倍。

我们在第 3 章提到,现代学校政策对推动 ADHD 诊断率有强烈影响。在《ADHD 爆炸:传说、药物、金钱和当今对成绩的要求》中,欣肖及合著者理查德·舍夫勒提出,包括增加使用高风险的标准化测试在内的政策,是推高美国近年来 ADHD 诊断率的最大单一因素,尤其是在低收入年轻人中。为了强调这一点,他们提供了一个加利福尼亚州与北卡罗来纳州对比的案例分析,结果表明,北卡罗来纳州的 ADHD 诊断率约是加利福尼亚州的 3 倍。

毫无疑问,加利福尼亚州的拉丁裔美国人较北卡罗来纳州的多,这也进一步解释了 ADHD 诊断人数的一些差异。但即使作者控制了拉丁裔美国人数量这个变量的影响,这种差异仍然存在。他们还提出,两个州的医疗护理的质量及普及率对 ADHD 诊断率也没有影响。直到他们发现公立学校的不同做法时,他们才找到了问题的根源所在。

尽管相关性并不能证明因果关系,但强有力的证据表明北卡罗来纳州及其他 29 个以美国南部州为主的州,率先执行 20 世纪 90 年代的"间接责任"(consequential accountability)政策,将学校经费与学生标准化考试成绩挂钩。在这些政策下,学校必须展示学生能力的提高,否则就有被审查甚至被关闭的风险。损失最大的是有资格获得 I 类资助和医疗补助的公立学校,因为公立学校的贫困生比例较高。当这些政策生效时,这些州的 ADHD 诊断率飙升,超过美国全国的流行趋势。

随后,在 2002—2003 学年,根据美国联邦《不让一个孩子掉队法案》,间接责任政策在全美国范围内施行。正如我们所预料的,在接下来的 4 年,余下 20 个州的 ADHD 诊断率快速上升。实际上,公立学校中来自低收入家庭的儿童当时因第一次受到撤资的威胁,ADHD 诊断率在 4 年内增加了近 60%。

在这些州,中产阶级与上流社会的儿童及就读私立学校的儿童(他们不受《不让一个孩子掉队法案》的限制)的 ADHD 诊断率增长速度慢得多。

这是巧合吗? 我们认为不是。我们更愿意相信新的问责法律,鼓励学校员工巧妙或不那么巧妙地向注意力不集中的学生的父母提起 ADHD 这个话题,期待药物治疗在提高考试成绩上起到一定作用。在一段时期内,一些州内接受特殊教育的 ADHD 患儿可以免试(或者在计算学区均分时不计入他们的成绩),从而提高学校的整体得分。但这些行为在被明文禁止后才消失。

2009 年以后,美国总统奥巴马的"力争上游"教育改革计划取代了《不让一个孩子掉队法案》,用"胡萝卜"取代了以前的"棍棒",但依然将美国联邦政府的教育经费与学业成绩挂钩。直到 2012 年,在推行问责法律的州,最贫困儿童 ADHD 诊断率快速上升的趋势开始出现逆转。

美国以外地区的 ADHD 诊断率有多大的差异?

毫无疑问,美国一直以来是 ADHD 诊断大国,同时

ADHD 处方用药比例最高。尽管如此,大部分国际研究表明,发达国家的 ADHD 实际患病率极其相似。由于我们提及的所有原因,美国一直以来的 ADHD 诊断率都是最高的,其他发达国家的 ADHD 儿童及青少年平均诊断率只略高于 5%。

正如第 4 章所阐述的,导致这种差异的原因之一是美国的 ADHD 诊断标准(《精神障碍诊断与统计手册》)相对宽松,而其他国家则采用《国际疾病分类》这种更严格的诊断标准。此外,为了便于统计,一些国家规定只有父母和老师都认可的症状才能算数,而其他国家仅要求一方认可,还有国家要求在进行 ADHD 诊断之前,儿童的问题已经造成了严重损害。相对于不同国家的规定,这种诊断标准的不同是造成 ADHD 诊断率偏高或偏低的关键因素。

最让人震惊的是,除了自给自足的国家(在这些国家,ADHD 并未得到关注)及美国以外,尽管美国的 ADHD 诊断率可能是人为提高的,世界各地无法达到课堂要求的儿童的比例是相似的。这一事实证实了 ADHD 是生物脆弱性及对注意力与学习成绩的要求不断提高的产物。当教育变成强制性的,自律及冲动控制的潜在差异将高度相似地展现出来。ADHD

逐渐成了一种全球现象,我们预计,随着国际社会对学业成绩及工作表现的要求持续升高,ADHD 将继续占据主导地位。

ADHD 诊断和药物治疗正以越来越快的速度变成国际现象,这意味着什么?

ADHD 不仅仅是生物和文化现实的产物,而且近几年已经成了一个经济问题。随着全球经济的发展,学业及工作表现上的压力不断增大,ADHD 发病率也不断上升,这引起了人们对学生成绩及职场效率的担忧,也引发了关于提高药物治疗比例是否合理的讨论。不同国家的居民对这些问题的反应不同。一些国家效仿美国,将药物治疗作为 ADHD 的一线治疗方案,而其他国家仍抵触此种治疗方案。一些国家为 ADHD 青年患者在学校制定了特殊适应措施,而另一些国家则反对这种做法。在人口众多、经济膨胀的印度发生了特别有趣的辩论,人们认为学术成就及工作效率非常重要,ADHD 的诊断及药物治疗比例迅速上升。

以色列还有一个例子说明了对学业成绩抱有过高期望的

后果。在几年前的一段很短的时间内,以色列允许将兴奋药当作非处方药出售,不需进行任何 ADHD 诊断。这引起了公众的强烈反对,如今仅专科医生能开具处方。

关注:人群之间的差异

在美国及世界其他地区,ADHD 已与以往不同。长期以来,人们普遍认为在美国 ADHD 仅累及住在郊区的白种男孩。女孩的 ADHD 症状一般很难察觉,尽管随着时间的推移,她们出现 ADHD 症状的比例与男孩持平或更高,但是近几年来,女孩的 ADHD 诊断率正在快速逼近男孩。如今,成年男性与女性的 ADHD 诊断率几乎相同。类似的情况发生于少数族裔及低收入家庭的儿童身上。对 ADHD 的认识和提供有价值的服务的政府政策发生了戏剧性的变化,使这些群体的 ADHD 诊断率与白种人及富裕青年的差不多(甚至更高)。我们可以清楚地看到,不同的政府政策对美国各州诊断率的历史性差异有影响。包括南部和中西部在内的区域率先制定问责法律,使学校经费依赖于标准化考试的成绩,造成这些地区的 ADHD 诊断率明显高于平均水平,这可能与尝试治疗 ADHD 并提高考试成绩有关。与此同时,随着全世界学习压力及工作压力的加大,ADHD 诊断率及治疗率也越来越高。提到治疗,我们现在将进入本书的第二部分,从药物治疗到正念疗法,了解各种各样的 ADHD 干预方式。

第二部分

采取行动

7　药物治疗有何利或弊?

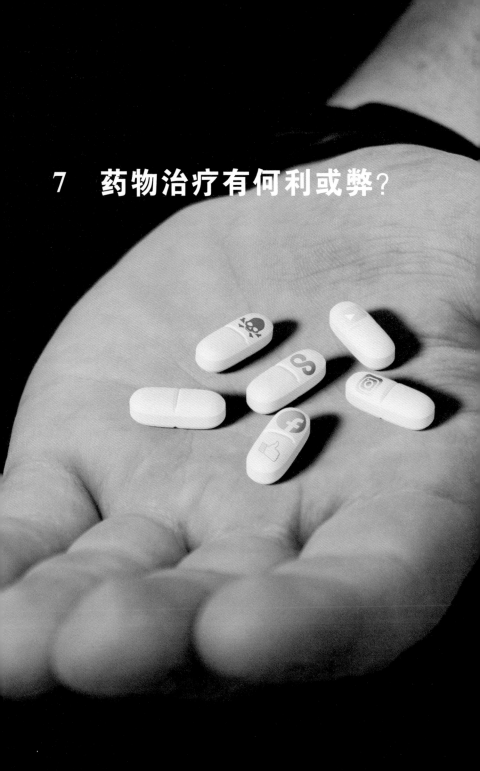

美国有多少患 ADHD 的儿童和成人正在接受药物治疗？

2015 年，美国有超过 2/3 的已确诊患有 ADHD 的儿童和青春期少年正在接受药物治疗。根据最新的估计，人数已经达到 400 万了。正如我们下文将提到的，尽管有多种类型的药物可应用于治疗，但大多数 ADHD 患儿服用的仍是兴奋药。2010 年，制药公司共售出价值 74.2 亿美元的治疗 ADHD 的

药物治疗是ADHD治疗方法之一
Photo by Sharon McCutcheon on Unsplash

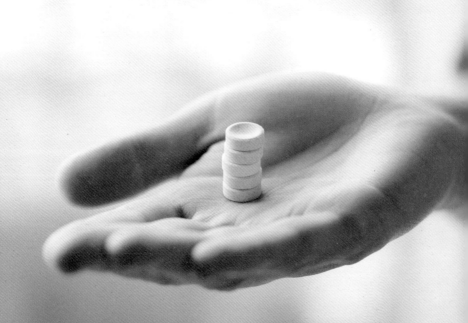

药物,而这在 2 年以前仅为 40.5 亿美元。5 年之后,截至本书撰写之时,销售药物的价值接近 100 亿美元,2020 年估计达到 175 亿美元。

美国的 ADHD 确诊人数迅猛增长,因此开具的处方数也随之激增。然而近些年儿童的用药率仍保持相对平稳的状态,用药人数刚超过确诊人数的 2/3,用药率上升主要是因为 20 世纪 80 年代和 20 世纪 90 年代确诊的儿童开始接受药物治疗。

同时,美国成年 ADHD 患者中开始使用处方兴奋药治疗的人迅速增多。根据制药公司的药方单据及其他数据,到 2015 年为止,约有 300 万人使用兴奋药。从 2008 年到 2012 年,成年患者使用的处方药的增长率达到了 53%,这个速度确实很快。更让人吃惊的是,育龄妇女成为 ADHD 药物治疗者中人数增长最为迅速的群体。从 2002 年到 2010 年,26 岁以上女性中,阿得拉(Adderall,一种安非他命混合制剂,现已成为最受欢迎的 ADHD 治疗药物)及其仿制药的年处方数量激增,从约 80 万张增至 540 万张。与此同时,26 岁至 39 岁女性的处方数量增长了 7.5 倍,这可能也意味着该药物的滥用在增加,接下来我们将会详细叙述。

目前最常用的兴奋药是什么？

用于治疗 ADHD 的兴奋药主要分为两大类：安非他命类，有几个品牌药如 Dexedrine（右旋安非他命，一种片剂）、Adderall（阿得拉）、Vyvanse（二甲磺酸赖右苯丙胺，一种咀嚼片）；哌醋甲酯类，在售的有 Ritalin（利他林）、Metadate、Focalin（盐酸右哌醋甲酯，一种缓释胶囊）和 Concerta（专注达）。这两大类兴奋药占据了如今 ADHD 治疗药物的绝大部分。正如我们将要在本章更加详细叙述的一样，许多控制良好的主要针对儿童和青少年的对照研究证实了使用兴奋药治疗 ADHD 的有效性。成人的相关研究相对较少，但也明确证实了兴奋药的益处。

另一类主要用于治疗成人 ADHD 的药物是安非他酮类，一类包括抗抑郁药和兴奋药的混合制剂，在售的代表药为 Wellbutrin（威尔布特林）。近些年，有些医生也会开 Modafanil（莫达非尼）和 Armodafanil（阿莫达非尼）这两种类似的觉醒促进剂，或称为类兴奋药，它们的商品名分别为 Provigil 和 Nuvigil。美国食品药品管理局已经批准将莫达非尼用于治疗发作性睡病、轮班工作睡眠障碍，以及睡眠呼吸暂停所致日间过度嗜睡。

尽管到目前为止，莫达非尼和阿莫达非尼这两种药物都还未被批准用于治疗 ADHD，但有许多医生还是愿意开出包含这些药物的"适应症外"用药处方，因为有证据表明，与更主流的兴奋药相比，这些药物可以有效地降低成瘾和滥用的风险。三项关于服用莫达非尼治疗 ADHD 的大型研究均表明该药在成人和儿童身上有持续的疗效。尽管如此，2006 年曾有一个专家小组向美国食品药品管理局提议禁止将莫达非尼应用于治疗 ADHD，理由是该药可能会导致一种致命的皮肤病——重症多形红斑(Stevens-Johnson syndrome)。尽管这种可能性非常小，专家组认为还是需要更小心谨慎，因为就算只有 10％的 ADHD 患儿改用莫达非尼治疗，这种致病风险仍将明显增加。

医生何时开始用药物治疗 ADHD？ 如何治疗？

医生开始将兴奋药应用于治疗 ADHD 患儿始于 20 世纪30 年代发生的一起意外事件。罗得岛(Rhode Island)州一所医院的儿科医师查尔斯·布拉德利(Charles Bradley)和他的同事们用一种叫气脑造影的装置研究儿童,这些儿童的症状包括从癫痫到自闭症的各种症状,以及无法解释的冲动、不安,这些症状后来被归于轻微脑功能障碍综合征(minimal brain dysfunction, MBD)。

最初的 X 射线检查程序非常费劲,首先需要将空气注射至患者的脊柱中,然后让患者坐到特制的椅子上旋转。在这个研究过程中,很多儿童出现了恶心和剧烈的头痛,因此临床医师开出一种叫 Benzedrine(苯丙胺)的安非他命处方药来缓解这些不适。研究者惊奇地发现,这些儿童不仅感觉更好,而且开始表现得像小天使一样,甚至做数学作业时也更加勤奋了。布拉德利关于这一现象的报告,让苯丙胺被称为"算术药丸"。

在第二次世界大战前发表的这些研究成果提供了 20 世纪第一批精神药物的例证,这些药物对某种类型的心理障碍患者有明确益处。兴奋药在精神科的应用较精神分裂症、抑郁症、双相情感障碍和大多数焦虑症的药物治疗更早。尽管如此,直到 20 世纪 60 年代早期,美国食品药品管理局批准哌醋甲酯(商品名称为利他林)的应用后,兴奋药才被广泛地应用于治疗当时被称为"多动 / 冲动控制障碍""儿童多动综合征"或"轻微脑功能障碍综合征"的疾病。

兴奋药如何帮助 ADHD 患者?

兴奋药并不能帮助所有的 ADHD 患者,但能改善大多数患儿和成人患者的临床症状。事实上,研究证实兴奋药能改善80％或更多已确诊 ADHD 患者的症状,且疗效在男孩或女孩、男人或女人,以及不同种族之间无明显差异。兴奋药通过增加大脑中某些神经递质,主要是多巴胺和去甲肾上腺素的可用性,来提升注意力、学习兴趣及自我控制力,进而提高大脑思维能力。这些药物并不能治愈 ADHD,但它们在人的血液和大脑中具有较高活性的时候能明显减轻患者的症状。

脑扫描研究发现,口服兴奋药能增加多巴胺和去甲肾上腺素在与自我控制、奖励荣誉感及专注性相关的大脑的关键区域和旁路的活性,换句话说,就是在 ADHD 患者大脑中比较薄弱的基本区域起作用。耶鲁大学医学院的 ADHD 专家托马斯·E. 布朗(Thomas E. Brown)认为这些药物可以对抗典型的ADHD 相关阻力,是因为这些药物能"激发一个人做必要的但本身并不有趣的任务"。

为了详细了解这是怎么发生的,让我们回到第 3 章描述的画面,即大脑是由神经元或神经细胞组成的。将这些细胞分隔开的微小的间隙,我们称之为突触。神经元通过穿越突触的化学神经递质在大脑内传播信息。为了让这一过程顺利进行,神经元必须产生并释放足够的神经递质,且这些神经递质在突触间停留的时间必须足够长,以便与反应链中的下一神经元的受体分子相结合,从而发挥作用。

这些神经递质被释放至突触后,剩余的或没用的部分将会被产生神经递质的神经元再吸收。我们称这一类分子为"转运体",而称这一过程为"再摄取"。哌醋甲酯和安非他命这两类兴奋药可以阻断转运体、减慢神经递质的再吸收,因此可以增强神经递质与反应链中下一个神经元的作用。

这两种不同类型的兴奋药在起效方式上略有不同,因此有些人对一种药物的反应较另一种更好。安非他命类兴奋药较哌醋甲酯类药物更有效,因为它们不仅能阻断转运体,还能增加神经递质从储存场所向突触释放,而且能增加受体分子对这些化学信使的敏感性。

至于哪种药物对 ADHD 患者帮助最大,个体间差异很大,因此医生可能需要尝试一两种甚至更多种药物来找到最适合于 ADHD 患者的药物。

ADHD 的药物治疗对学前儿童普遍有效，尽管疗效并不如那些年长儿童或青少年强。然而更麻烦的是，这个年龄组的患儿更容易遭受各种副作用影响。基于这些原因，美国医学专业指南均推荐，学龄前儿童在转向药物治疗前应尝试行为疗法。

1999 年是兴奋药得到肯定应用的鼎盛时期，第一项耗资 1200 万美元的 ADHD 患儿多模式治疗研究（multimodal treatment study of children with ADHD，MTA）的结果在此时发布。这项被称为"MTA"的史无前例且被大肆宣传的标志性研究发现，在减少儿童的 ADHD 症状方面，药物治疗比行为治疗更为有效，而且疗效与二者联合治疗几乎一样。然而，有研究表明，要帮助儿童在学校和社会行为上获得更好的发展，单靠药物治疗可能远不如药物治疗和强化行为治疗相结合有效。

当谈到兴奋药时，大家普遍会问到"咖啡因也是一种轻度的刺激性物质，在某些情况下同样可以提高专注力。为什么不能用咖啡代替兴奋药?"问题在于咖啡因(以及同类的其他甲基黄嘌呤类物质)没有安非他命或哌醋甲酯的效力高,而且在有效剂量下更容易导致神经紧张。同时,咖啡因的效力并不持久。它比安慰剂的作用强,但并不是万能药。

大家对兴奋药的另一个错觉就是,其对 ADHD 患者和非 ADHD 患者的作用方式不同。然而在 20 世纪 70 年代的一项开创性研究中,著名的儿童精神病学家朱迪思·拉帕波特(Ju-dith Rappaport)进行了一项试验。在试验中,她给未患 ADHD

咖啡在某些情况下可以提高专注力,却并非万能药
Photo by Mike Kenneally on Unsplash

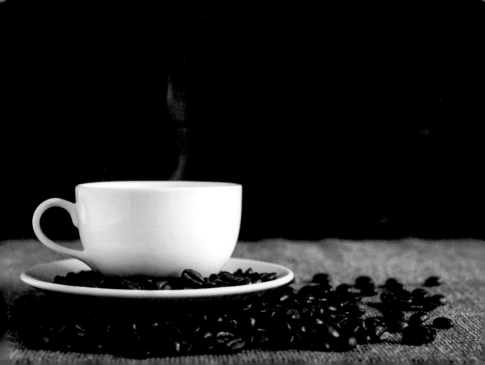

的青春期前男孩服用了一周的右旋安非他命(商品名为 Dexe-drine)。在这项安慰剂对照研究中,服用药物的男孩的注意力明显提高,且体力活动减少。换句话说,这项试验显示兴奋药对正常儿童也产生了作用,但 ADHD 患儿从中获益更大。

正像我们前面所提及的,多巴胺水平低的人,包括 ADHD 患者,大部分时间处于低唤醒状态,因此可能会烦躁不安、寻求刺激,甚至想要通过打架来唤醒他们的大脑。兴奋药则通过增强脑内多巴胺及其他一些化学信使的活性,来帮助人们提高清醒度、警惕性、自我控制能力及对奖励的荣誉感。对兴奋药最普遍也最严重的误解可能是,认为它们将儿童变成小机器人或"僵尸",让儿童面对死记硬背、枯燥的功课时更顺从,让无法无天的孩子在沉寂的教室中安静地坐着,却并不能促进他们的学习。但大量研究结果证实,事实与此相反。兴奋药确实让孩子们更容易静下心来完成枯燥的功课,以及在考试中表现得更好,甚至增加回答问题的次数和正确率,进而提高成绩。研究者同样证实,兴奋药能增强 ADHD 患儿及成人的工作记忆,在合适的环境中,甚至能增强他们的思维复杂性和创造性。换句话说,兴奋药并不仅仅能帮助人们在非挑战性工作中保持觉醒,而且能发挥更多的作用。

除兴奋药之外的最佳药物选择是什么？

美国食品药品管理局已经批准了两类药物替代兴奋药用于治疗 ADHD。一类是盐酸托莫西汀，它是一类选择性去甲肾上腺素再摄取抑制剂(selective norepinephrine reuptake inhibitor, SNRI)，商品名是 Strattera(择思达)。盐酸托莫西汀的作用类似于需开具处方的兴奋药，能激活大脑额叶，即主要负责自我控制的区域，患有 ADHD 的儿童和青少年的大脑额叶的成熟速度低于正常儿童和青少年(详见第 3 章)。因为盐酸托莫西汀对多巴胺的影响很小或几乎没有，因此没有滥用的风险。同时，尽管有研究表明其作用远远超过安慰剂，但还是没有兴奋药那么有效。它的主要作用是通过阻断去甲肾上腺素的再摄取来加强对冲动的控制。

第二类用于 ADHD 的非兴奋类药物为血压药，通过不同的作用途径提高脑内和体内的去甲肾上腺素水平。这类药物有可乐定(商品名为 Catapres)和胍法辛(商品名为 Estulic、Tenex、Intuniv，其中，Intuniv 是一种缓释剂)。这两种药物被用于那些兴奋药不耐受的 ADHD 患者身上时，均显示可以帮助患者改善注意力和自我控制力。这些新近的药物有时也与兴奋药一起使用，帮助那些在一天结束时兴奋药已经在体内耗尽但仍不能入睡的 ADHD 患者。

ADHD 治疗药物的副作用是什么？

同所有的药物一样，兴奋药也会产生副作用。多巴胺的增加有助于维持觉醒及警惕性，当你需要持续学习时就产生正作用，而当你想要睡觉时就产生副作用。换句话说，这些药物普遍的副作用就是导致失眠，使得临床医师需要仔细监测用药剂量及用药时间。兴奋药同时也能抑制食欲，因此有时被作为减肥药来开具处方。用药后，轻微的腹痛和头痛也较为常见，特别是机体在刚开始服用药物的适应阶段更容易出现。兴奋药也能影响周围神经系统，因此可使患者心率略微加快、血压轻微上升。有心脏疾病史的患者服用兴奋药时需要密切监测。对于那些需要长期服用兴奋药的生长发育中的 ADHD 儿童而言，他们的最终身高可能会降低，但最多降低 1 英寸，也许是因为过大的多巴胺活性减少了生长激素的释放。关于这种影响的持续时间，各项研究的结果不一致，有的显示这种生长抑制只是暂时的,而有的则显示这种效应可能更持久,至少在某些病例中如此。

兴奋药最常见的副作用(包括食欲不振和失眠)通常在服药几周后减轻,特别是在医生随访患者家属或成人患者后计算出最佳药物、剂量和用药时间的情况下。

在高于正常剂量时,兴奋药可导致严重的后果,包括强迫行为、幻觉和妄想。在本章的后续部分,我们将会讨论该类药物潜在的滥用风险。

莫达非尼最常见(相对来说也是较罕见的)的副作用有头痛、恶心、神经过敏、鼻炎、腹泻、背痛、焦虑、失眠、眩晕和消化不良。盐酸托莫西汀的常见副作用则是入睡困难、口干、食欲减退、胃肠不适、恶心呕吐、眩晕、小便困难,以及性功能障碍。可乐定和胍法辛的服用者也反映出现了口干、眩晕、嗜睡、便秘和疲劳等症状。

孕妇在服用任何药物时都需要特别谨慎,而且在用药前需咨询她们的医生。在怀孕期间服用兴奋药可能出现的潜在影响尚没有得到较完善的研究。一些动物研究表明,兴奋药的宫内暴露可能会导致子代的行为或神经发育问题。谨慎为上,医生们认为对大多数孕妇来说，还是避免使用兴奋药为好。然而在某些罕见病例中，如怀孕期妇女的 ADHD 症状非常严重时，临床医师就必须权衡是兴奋药的宫内暴露对胎儿影响大，还是患者的冲动行为（如危险驾驶）对胎儿造成的其他影响更大。

年幼的儿童使用效力较强的兴奋药会损害发育中的大脑吗？

在美国，随着越来越多且越来越年幼的儿童被诊断出患有ADHD并开始接受药物治疗，家长以及其他人也越来越关注药物对儿童的长期影响。一些小型研究已经提出兴奋药可导致心脏病发作、癌症、抑郁症和 DNA 损害，这些危险造成了一些恐慌。然而这些小型研究的结论被一些更大型的调查研究一一推翻了。心脏病发作的风险仅仅见于很少数的本身有潜在心脏问题的儿童，而关于癌症、抑郁症和 DNA 损害等的结论则被更多严谨的研究所推翻。动物研究表明，兴奋药可能会增加患者以后对其他药物的依赖性，但针对实验动物的用药方法不同于人类患者的标准的临床治疗方法，特别是给啮齿类动物摄入的剂量远超过正常剂量，不同于一般儿童口服兴奋药的剂量。

总之,目前顶尖的 ADHD 专家认为,还没有任何有说服力的证据证实长期服用兴奋药治疗 ADHD 最终会损伤患者的大脑。

然而值得注意的是,其他一些 ADHD、脑扫描及药物治疗方面的专家认为,并没有证据表明这些药物对大脑是否有长期的积极影响。一方面,这些被引用来支持兴奋药的"神经保护作用"的研究并没有使用符合黄金标准的研究方法。符合黄金标准的研究需要将 ADHD 患者随机分配到接受药物治疗或安慰剂治疗的小组进行多年观察,在此期间他们需要定期接受脑扫描。这样的试验将会剥夺一部分儿童得到一些已经被证实有效的治疗的机会,所以不符合伦理学的要求。

什么是利他林战争?

20 世纪 60 年代末期到 20 世纪 70 年代,兴奋药在美国一些区域的应用迅速增加,相关的公众争议也随之增多。一方认为药物治疗既安全又有效,这方的支持者中有许多顶级的 ADHD 专家、治疗这种疾病的医生,以及看到了药物治疗对学

生和课堂的积极影响的老师与教学管理者。到了 20 世纪 80
年代,一些国家级的支持团体如美国最大的 ADHD 自助及支
持团体——儿童和成人注意缺陷多动障碍组织也成了药物治
疗的拥护者。

而对药物的安全性和必要性提出质疑的,则是一群多样化
的批评者,包括一些深思熟虑的专家、医生和有责任心的家长。
这方还包括被称作"精神药理学加尔文主义"(psychopharma-
cologic Calvinism)的思想流派的信徒,他们认为不管是否进行
药物治疗,患者来之不易的精神卫生方面的改善,只能通过个
人或家庭付出非常大的努力来获得。这种观点的支持者辩称
药物治疗仅仅是一种暂时减轻临床症状的快速修复手段,而不
能解决根本问题。

如果没有包括"山达基教会"(Church of Scientology)及其
前沿组织"公民人权调查团"(Citizens Commission on Human
Rights)在内的强烈反对整个精神病学的激进反对派在其中起
到的煽动性和误导性作用,也许这场冲突永远也称不上一场战
争。这些组织参加了反对几乎所有精神药物的活动,并于
1988 年助推了一系列关于 ADHD 药物的负面新闻,一度导致
美国的 ADHD 药物处方数量和销售量出现明显下滑。精神病

学家中的反对派彼得·布雷金(Peter Breggin),即《再论利他林:医生没有告诉你的儿童兴奋药的真相》一书的作者,便是这场战争的始作俑者,他说兴奋药将孩子们变成了"僵尸"。2001年,他在接受美国公共电视台采访时指出,兴奋药让那些压力过大的家庭和学校得以顺利运转,原因在于,现在的老师根本不懂得怎么运用一些视觉教具和其他一些有趣的技巧来吸引孩子们的注意,所以那些孩子们只能因为药物的作用顺从地待在30人的枯燥的教室中。同时,公民人权调查团帮助原告律师最少在3个州共同提起了6起针对精神科医师和制药公司的诉讼。到2003年,这些案件全部被驳回了。

儿童和成人注意缺陷多动障碍组织是一个支持ADHD的团体,该组织之所以参与到这场利他林战争中来,是因为它依赖于制药公司的财政支持。2000年,在一起最终被驳回的民事案件中,原告指控儿童和成人注意缺陷多动障碍组织与诺华(Novartis)制药公司和美国精神病学会合谋,"发明并推广"ADHD的诊断,帮助制药公司从兴奋药的销售中牟利。近些年来,儿童和成人注意缺陷多动障碍组织的领导者仍然对此类指控很敏感。虽然该组织仍然支持将药物治疗作为一线治疗方式,但该组织尽量让其赞助来源多样化,也更积极地向其成员介绍除药物治疗以外的其他干预方式。

药物疗效能持续多久？

这是一个关键的问题。回顾一下我们前面提及的多模式治疗研究,科学家发现在 ADHD 的治疗活跃期,药物治疗比行为治疗更能减轻 ADHD 的症状,这一时期大约持续 15 个月。但是在治疗活跃期结束后的第一年,药物的这种优势与最初相比将会减半。第二年,最初的这种优势将会完全消失。换句话说,所有随机分配的治疗中的患儿在治疗结束时均比之前有好转,但与行为治疗相比,药物并不能一直维持其最初的优势。在之后随访的 12 年中,药物治疗与行为治疗对患者症状的改善一直维持在同等的程度。

研究者自己也承认,对为什么产生这样的结果,他们的疑问多于答案。是因为患儿停止了药物治疗吗？(尽管许多患儿确实停药了,但并不能解释所有的结果。)是因为患儿离开严格监测的研究后治疗的标准发生变化了吗？是因为当地的医生并没有频繁地检查患儿的用药情况并调整剂量吗？（可能吧。）又或者至少对某些患儿来说，药物的疗效确实在逐渐减弱，因为他们的大脑对多巴胺的耐受性增加了？这个假说需要进一步证实，但事实表明，对有些 ADHD 患者来说，在若干年后药物对他们已经失去了效力。可能的解释就是，随着时间的推移，患者脑内有更多的多巴胺与神经受体结合，受体的敏感性会逐渐降低。

随访的结果仅来自早期大力宣传使用兴奋药的一小部分人群，他们确实从药物治疗中获得了益处。我们更应重视其主要的含义：虽然兴奋药确实能在短期内（可能是若干年间）帮助患者减轻临床症状，但它并不是万能药，也不能成为所有 ADHD 患者终身的可持续治疗方案。为了获得最好的结果，从一开始就应该加入一些培养患者技能的方法，尽管美国的医疗体系几乎不会为这种最佳的联合治疗方式买单。

为什么那么多患有 ADHD 的青少年停止接受药物治疗？

研究者发现美国的患有 ADHD 的青少年服用药物的时间

平均不超过 18 个月。不管是临床症状仅表现为注意力不集中，还是伴随许多其他慢性症状，包括精神病症状或内科症状的青少年均是如此。到最后，总是惰性占了上风，至少这是长期的单一药物治疗效果差的原因之一。此外，许多伴随各种慢性身体或精神症状的患者在情感上很难坚持药物治疗，因为这会每天提醒他们自己患有这种疾病并因此产生病耻感。

让青少年坚持 ADHD 药物治疗特别困难，以至于 ADHD 青少年患者的药物使用率急剧下降。ADHD 青少年患者对其

药物治疗可能让ADHD青少年患者感到压抑
Photo by Pasi Mäenpää on Pixabay

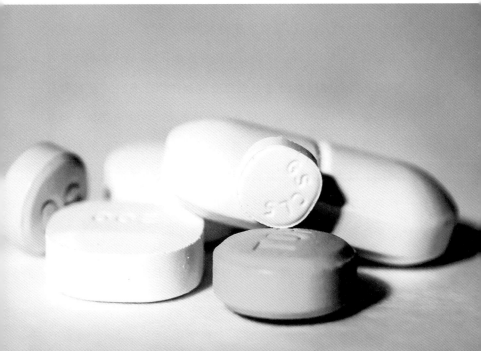

他人对自己的看法极其敏感,并且很担心与同龄人相处得不好。许多 ADHD 青少年患者还说他们讨厌药物治疗的感觉,这让他们觉得压抑,感受不到自主性、创造性和乐趣。这个问题让 ADHD 青少年患者的医生和家人非常头痛,因为青少年时期会出现许多新的危险情况,如驾驶和约会都可能出现风险,同时在申请大学的过程中,学业会让 ADHD 青少年患者觉得更吃力。

医生如何对药物治疗进行监测?

对每个人来说,通常要花费大量时间和多次试验才能找到合适的药物和剂量。正如上面所提到的,许多确诊的患者在试用第一种药物时会出现无法忍受的副作用。有些人可能对兴奋药根本不耐受,需要尝试非兴奋类药物。在患者尝试一种新药的最初几周,医生需要与患者密切接触,计划好频繁的随访时间。成人患者和儿童患者家长可以记录服药的剂量、时间、疗效和副作用来帮助自己或患儿。保持这样的记录同样也可以帮助随访期的家庭成员和临床医师。

一旦找到了合适的药物,就需要开始调整剂量了。初始剂量通常是根据患者的年龄和体重计算的,然后根据父母或老师的反馈增加或减少剂量。最好的方式是系统地尝试几种不同的剂量,每周让老师多次打分,最后根据反馈的结果进行调整。

我们强调这点是因为对任何特定的个体来说,我们都无法预知哪种药物或剂量会起作用。很多年来,科学家一直在尝试对此进行预测,但目前除了反复地试验,别无他法。事实上,如果有这么一个特殊的化验室能提出一种有效的方法,即通过使用评估信息(关于基因、行为、认知或其他的信息)来精确地预测什么人对哪种药物或剂量产生反应,我们会建议对它进行投资。现在我们能使用的最好的办法就是系统地、反复地试验。

随着儿童逐渐成长,他们需要的剂量可能也要增加。有时药物的效力逐渐减小,这也需要进行调整。ADHD 患者在接受兴奋药治疗数月或数年后,会出现慢性的耐药性,最终不能维持原剂量不变,而需要逐渐增加剂量(为了达到与最初在行为或认知改善上相同的效果)。这就是我们强烈推荐将行为治疗作为儿童 ADHD 药物治疗的辅助或替代的另一个原因(详见第 8 章)。

医生可以帮助一个家庭来决定是使用短效药物(最多维持

4 小时)还是长效药物(最多可维持近 10 小时,取决于药物和个体反应)。有些患儿在服用长效药物时会出现入睡困难的问题,但是对其他很多患儿来说,不用在中午或放学后服药有很大的好处。医生可能也会在怎么服药及何时服药上给家庭一些建议。考虑到兴奋药有抑制食欲的作用,许多家长会在患儿服药前准备丰盛的早餐,推迟晚餐的时间,甚至提供一份睡前小点心,因为患儿通常午餐吃得较少。

有责任心的医生也会衡量兴奋药的服用时间,是需要一周七天里每天服用,还是仅仅上学期间服用。一方面,药物可以帮助患儿在课后活动和完成作业时更加专注,还可以帮助喜欢争吵的患儿与家人和谐相处。但是另一方面,许多 ADHD 专家建议,周末(至少是周日)、假期和暑假停用兴奋药,这样可以补偿患儿丢失的一部分成长空间。

比较理想的状态是,医生应该制订比现在进行的半年或一年一次的随访更频繁的随访计划。在多模式治疗研究中,研究者在第一个月每周随访一次,以确定合适的剂量,然后每月与患儿及其家长见面访谈半小时,同时也定期从患儿的老师那里接收报告。在每月的访谈中,采用多模式治疗方法的医生还会在没有家长在场的房间里单独会见患儿,以确保患儿可以更自由地说出他们对药物治疗的态度。不可否认，大部分保险公司不会接受这种符合黄金标准的计划。然而没有这种与医生相对频繁和有意义的访谈，我们指的是至少每年两次超过 10 分钟的会面，患者治疗成功的机会将会减少。

患者应如何增加获得有效药物治疗的机会？

第一步最好是从你的私人医生那儿寻求帮助，他可以给你

治疗ADHD需要患者、家长、老师与医生的合作
Photo by Danielle MacInnes on Unsplash

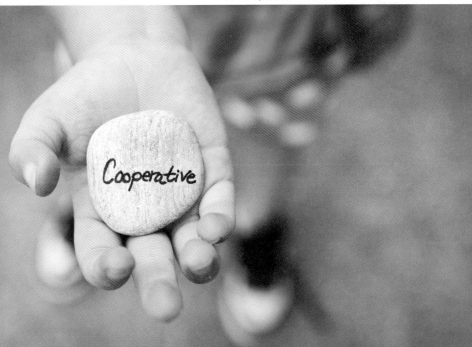

推荐一位专家。如果你是 ADHD 患儿的家长,很不幸,你很可能要面对的是美国儿童和青少年精神科医师的短缺,这意味着如果你想直接找精神科医师进行诊治,你可能要等待非常长的时间才能预约到医师,或者支付额外的费用。

请记住,虽然非医学专业的精神卫生专业人员可以进行 ADHD 诊断,但在美国除了少许州以外,仅临床医师如内科医师、儿科医师或精神科医师才能开具药物处方。一旦你或你的孩子被确诊,你可能需要持续地去看病,检查处方,同时与心理学家或社会工作者定期见面进行行为治疗,并与孩子的学校合作进行教育干预。

你可能需要多番比较才能找到合适的人选。你可以花时间慢慢考虑。ADHD 需要进行终身管理,而合适的人选可能是与你长期搭档的人。

特别警告:当你在医生的办公室看到很多制药公司的赞助物品,如带有兴奋药商品名的钢笔、钟和日历时,需要特别提防。你需要的是一位有学识、技术好的医生,而不是与赞助商无条件地合作或有利益冲突的医生。

ADHD 药物治疗会增加将来物质滥用的风险吗？

许多研究者都抓住了这个重要的问题，尽管在写这本书时仍然没有明确的答案，可能还有很多互相矛盾的理论。有些专家认为，为行为问题开具药物处方，会让年轻人觉得药物是处理生活问题的一种合适方法。其他专家则担心兴奋药对大脑的奖赏中枢的作用，可能为之后的物质滥用提供了先决条件。在对这些证据进行衡量后，我们相信，早期药物治疗的益处，包括在学校和社会活动中更可能取得成功，可以最终帮助孩子们在青少年时期避免使用危险的药物。

我们仍然找不到这个问题的好答案，主要原因就是很难开展值得信赖的随机对照试验。正如我们前文提到的，这样的试验需要研究者剥夺一些 ADHD 患儿接受几年 ADHD 药物治疗的机会，而这些药物本已经被证实可能会帮助他们，因此这是不符合伦理的。

作为替代，研究者只好设法找一些基于某种原因，要么长期接受药物治疗，要么从未接受过药物治疗的 ADHD 患儿进行观察。这种"自然的"研究方法，困难在于，对这样的分组，几乎不可能对各种变量如智商、学习成绩、是否接受高品质的医疗保健服务，以及 ADHD 症状的严重程度进行充分配对。这样一来，棘手的问题出现了。如这个孩子之所以接受长期的药物治疗，是不是因为他的症状在一开始就非常严重？如果他最终出现了物质滥用的问题，就很难知道这种后果是药物所致还是初始症状严重所致。

忽略这些棘手的问题，一些不同的研究者已经尝试了这样的对照研究，发现服用 ADHD 药物既不会增加也不会减少将来物质使用及滥用的风险。这一整体性发现可能来自两个（或多个）亚组的平均结果，一个是药物的神经保护机制确实存在，而另外一个则是大脑对之后的物质滥用更加敏感。到底哪类特殊的 ADHD 年轻患者属于这种亚型，而哪类又属于另一种亚型？这些还有待进一步研究。

接受药物治疗的患者对药物产生依赖或滥用药物的概率有多大？

坦白地说，药物依赖的危险性是需要谨慎对待的问题。这个问题并没有得到充分的研究，因为对药物组和对照组进行长时间的观察研究很困难。美国卫生系统药师协会（American Society of Health-System Pharmacists，ASHP）提出警告：即使按处方服药，服用药物也可能成为习惯。然而，也有一些研究表明心理依赖的风险很低。特别是科学家将服用药物的 ADHD 患者与服用安慰剂的 ADHD 患者进行对比，发现这些服药的患者将他们行为上的改善归因于自身努力，而不是药物。

研究者也找到证据证实，兴奋药的滥用并不是 ADHD 患者的主要威胁。ADHD 患者很难从兴奋药中获得愉悦感。相反地，可能由于他们特殊的基因组成，兴奋药常常让他们感觉受到抑制，因为这些药物就是通过抑制冲动行为对他们起效的。有趣的是，兴奋药可能让未患 ADHD 的人群更容易产生欣快感。此外，想要从兴奋药中获得快感，需要将药物压碎后吸入或注射，而近些年来在 ADHD 药物市场上占主导地位的是长效配方，这些药被设计成了不会被压碎的形态。

未患 ADHD 的人若滥用 ADHD 药物会产生什么问题？

这也是兴奋药备受关注的原因之一。近些年来，兴奋药因为能让学校或办公室的每个人提高生产力和工作能力而获得了"聪明药"的名声。调查和其他评估显示,越来越多没有罹患ADHD的人,包括大学生和许多在校高中生,会服用ADHD药物以完成学期论文、考试临时抱佛脚或让自己在枯燥的课堂及日常办公室工作中保持警醒。

在一篇2009年刊登在著名科学杂志《自然》(*Nature*)上的有争议性的社论中,7名领头的生物伦理学家及神经科学家提倡使用可以提高认知能力的药物,认为"认知增强大大有益于个人和社会,在控制好药物风险的同时,适当的社会反响会促进这种认知增强"。但迄今为止,我们在重要的药物风险控制方面做得并不好。

在本质上,我们都是为了认知能力的提高。然而一个迫在眉睫的问题是,尽管兴奋药确实能帮助患有或未患ADHD的人维持更长时间的觉醒及警惕,但在记忆及学习方面的益处不尽相同。严谨的研究显示,兴奋药对未患ADHD的人在学习上的改善程度很小或几乎没有。事实上有证据证明,那些滥用兴奋药的学生在高中及大学的平均成绩更低。对本来就能够高度集中注意力的人来说,兴奋药事实上可能会妨碍他们的学习,在一些极端的案例中甚至会出现强迫行为,如注意力过度集中及弹性思维能力下降。这有一些潜在的有害的身体影响，如心脏问题。

同时，对于未患 ADHD 的人来说，更大的问题就是会出现相当大的兴奋药滥用及成瘾的风险。正如我们上文提到的，兴奋药可以让未患 ADHD 的人产生欣快感，特别是在药物被压碎后吸入或注射时。即使是药丸，未患 ADHD 的人也比 ADHD 患者容易上瘾和产生依赖。比较准确的估计是，10％～15％的非法使用 ADHD 药物的普通人将会成瘾，这个比例要比 ADHD 患者不足 1％的比例高得多。

随着 ADHD 诊断和处方数量迅速增加，向朋友或陌生人出售兴奋药的概率倍增，导致兴奋药滥用和成瘾的风险也加大了。大学校园是兴奋药滥用比例最高的地方，学生可能服用药物来辅助学习或参加聚会。印第安纳大学酒精和药物信息中心（Alcohol/Drug Information Center）主任迪·欧文斯（Dee Owens）告诉我们，阿得拉的滥用，在那些想要保持好的学习成绩、减肥及喝更多啤酒也不会睡着的年轻女性中变得很流行。根据对这种违规药物应用的各种估计，研究者发现大约 30％未患 ADHD 的大学生服用兴奋药辅助学习。

然而更令人担忧的是,兴奋药在高中也变得更为普遍,这也是美国国家药物滥用研究所提出警告的原因。该研究所对45000名学生进行了调查,发现高中毕业生中滥用兴奋药的比例从2010年的6.6%增至2012年的8.2%。最近,对富裕的加利福尼亚州马林郡公立学校高中生进行的一项高中校报调查显示,10%的新生和40%的高三学生承认服用过兴奋药。

随着越来越多的青少年、成人及妊娠期妇女服用兴奋药来提高生产力,关于成瘾性的报道也逐渐增多。统计显示,兴奋药对那些年轻的精疲力竭但任务繁重的母亲来说更具诱惑力。比较受欢迎的美国电视剧《绝望主妇》(*Desperate House-wives*)中的一集就生动地讲述了一个关于兴奋药风险的事件,由演员弗莉蒂·赫夫曼(Felicity Huffman)扮演的母亲为了制作学校表演《小红帽》的戏服,就尝试用儿子的利他林来帮助自己完成任务。

很多母亲像赫夫曼一样,刚开始尝试的是自己孩子的兴奋药。(这里值得注意的是,贩卖或赠送处方兴奋药是违法的。)然后她们得到自己的处方,有时通过伪装ADHD的症状或通过其他不正当的手段获取药物。2005年到2011年,美国的这种兴奋药滥用所致的伤亡人数增加了3倍,在急诊室经常可以看到有人因为兴奋药相关的并发症，如心脏问题、精神疾病而就诊。

简而言之，兴奋药对未患 ADHD 的人来说是有效的神经增强剂的观念，不仅是一种误导，也是对公共卫生的潜在威胁，会导致兴奋药滥用及成瘾。

与美国相比，其他国家如何使用处方药治疗 ADHD？

直到 2000 年为止，美国仍是 ADHD 药物处方数量的冠军，其 ADHD 药物销量占全球总销量的 90％。然而从那以后，其他国家也开始快速赶上，ADHD 药物使用的增长率远远超过了美国。虽然从 2005 年到 2013 年，全球 ADHD 药物销量的平均年增长率为 20％，但其他国家的年增长率已达到了 30％。以色列则是一个极端的例子，近些年人们对 ADHD 的认识程度急剧增大，仅仅 2010 年，利他林和专注达这两种兴奋药的使用量就飙升了 76％。

出现这样一种新趋势的原因多种多样。一方面，美国的 ADHD 儿童和成人市场已达饱和状态，制药公司开始加大国际营销力度。比如在沙特阿拉伯，生产专注达的杨森（Jans-

sen)公司是沙特阿拉伯 ADHD 协会网站和其脸谱(Facebook)
页面显示的唯一赞助商,其目的在于促进人们对这种疾病的认
识和治疗。该脸谱页面的问候语就是:"ADHD 药物能帮助大
脑更有效地工作,它们并不会将孩子的行为变得机械;如果你
发现孩子出现这样的情况,请立即就诊以调整药物及剂量。"

一般来说,国家越富裕,生产力水平越高,ADHD 的处方
比例也越高。然而,也有一些特例存在。在某些发达国家,有
一些政策对具有 ADHD 药物处方权的医学专业人员进行了限
制。确实,虽然各国 ADHD 的诊断率非常相似(除了美国国内
诊断率特别高),治疗率却截然不同,可能与每个国家的文化、
对药物的态度、经济、历史及患者病耻感程度不同有关。比如,
巴西一直有着极低的 ADHD 诊断率和药物治疗率,有些专家
认为这与其早期专制制度下强制患者接受精神药物治疗的苦
涩经历有关。法国直到最近都一直保持非常低的 ADHD 诊断
率和药物治疗率,很大程度上是因为精神分析理论比药物治疗
更受大众欢迎。

关注:药物治疗

美国最新的调查显示,将近 400 万儿童正在服用药物治疗 ADHD,超过了确诊儿童人数的 2 / 3。近些年来,服用药物治疗 ADHD 的儿童和成人数量迅速增长,其中青年女性是市场中增长最快的群体。尽管有些医生会给少数患者开具非兴奋类药物处方,但最常见的处方药仍是哌醋甲酯和安非他命这两类兴奋药。兴奋药通过帮助大脑产生两种重要的神经递质——多巴胺和去甲肾上腺素而起效。药物治疗肯定是一种高效的一线治疗方式。基于各种各样的原因,在许多病例中,随着时间推移,药物的初始有效性并不能一直维持,因此寻找其他的治疗策略变得越发重要。有证据表明,那些经过合理诊断后服用兴奋药的 ADHD 患者在日后并不会面临更多的滥用其他药物的风险。此外,服用兴奋药治疗 ADHD 的患者对兴奋药上瘾的风险较小,尽管在普通人身上并非如此。虽然对于未患 ADHD 的人来说,ADHD 兴奋药改善注意力及学习的作用甚微,但近些年来其被作为"聪明药"使用及滥用,增长之快,令人担忧。美国仍是世界兴奋药市场的领先者,但随着国际上学业和工作压力不断增加,其他国家的兴奋药销量也开始迎头赶上。

这里需要注意的是:不论你在哪里生活,请一定在医生的监督下服用治疗 ADHD 的药物。在未进行任何咨询的情况下千万不要自行增加剂量。不管你是否患有 ADHD,如果你发现自己对服药情况有所隐瞒,或从多个医生那儿获得处方,请立即寻求帮助。

8 行为治疗有何益处？最行之有效的行为治疗有哪些？

什么是行为治疗？

研究人员发现，行为治疗是除药物以外，唯一对儿童和成人 ADHD 有效的治疗方式，可有效替代或补充药物治疗。行为治疗方法多种多样，究竟哪种适合 ADHD 患者的家庭取决于患者病势、症状、个人喜好、愿意投入的金钱和时间，以及治疗师的技术水平。

大多数情况下，行为治疗并不像心理治疗那样由精神科医师、心理学家或社会工作者与患者以一对一谈话交流的方式进行。除了我们将会在后文谈到的针对青春后期和成人患者进行的认知-行为治疗外，其他的行为治疗关注的是孩子在日常家庭和学校生活中与他人的互动和关系。因此，行为治疗师的直接客户是患者的父母和老师，治疗内容是指导他们利用明确的期望、直接而频繁的奖励，以及偶尔的铁面无私的纪律来引导孩子的行为。这些刺激在某种程度上与 ADHD 药物的作用类似，可以激活和强化 ADHD 患儿萎靡不振的多巴胺系统。

找到合适的治疗方案和治疗师至为关键，而且也是棘手的。不幸且具有讽刺意味的是，美国的医疗体系是在这一理念下运行的：在人生遭遇重大危机时，人们都能够冷静地凭借直觉、判断和研究能力，找到最佳的行为路径。虽然这个医疗体系不是存心和你作对，但是它也并不能给你提供最大的支持。这一点在现实中尤其明显：大多数保险公司乐于为 ADHD 患者的药物治疗支付费用，但是几乎没有保险公司愿意为患者的行为治疗买单。另外一个大问题就是，一般来说，技术高超的 ADHD 行为治疗师实在太少了。

接下来，我们将介绍 6 种不同的行为治疗方法。有些治疗方法结合起来使用将获得最佳效果。另外，以奖励为基础的行为治疗方法对儿童和青少年患者最为有效，而认知-行为治疗则最适用于成年患者。

什么是直接权变管理？

直接权变管理（direct contingency management）是一种强度特别大的行为矫正方案。在这种方案中，有急性症状的患儿的日常生活会被监控和管理。整个过程可以在特殊的教室、夏令营或住院部进行，实施为了及时强化患儿的进步而设计的各种方法，常用的方法有积分和贴纸——日后可以用来兑换令人垂涎的礼物或特权。

这些方案应该遵循以下几条行为准则：第一，需要改进的行为应该是明确的（"整理床铺"而不是"整理一下"），便于识别患儿的进步。第二，行为强化要及时。也就是说，成人一看到患儿的相关进步，就在贴纸栏上张贴贴纸，不要等待。第三，必须确保患儿愿意为获得奖励而努力，也就是要提前询问患儿想要得到什么样的奖励。这些奖励并不需要花费太多的金钱，比如有些孩子非常地努力，只是为了去看某部电影。另外，青少年通常

哪怕是小小的进步，也要给予适当的奖励
Photo by Kelly Sikkema on Unsplash

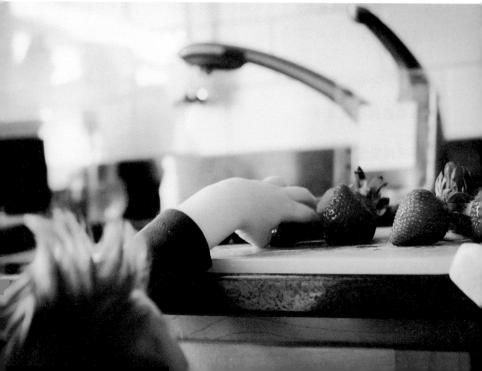

对奖励图表不感兴趣,在这种情况下,应事先与患儿沟通用什么方式来识别进步。第四,就像我们在这一章所一直强调的那样,一开始的时候,期望值一定要低。这一点非常重要。对于那些看起来哪怕非常小的进步,也要给予奖励,并以此为起点,逐渐进步。

家庭之外的直接权变管理方案的费用通常很高昂,因为这样定期的强化需要更多工作人员的参与。事实证明,在短期内,这样的治疗对年轻的 ADHD 患者非常有效。要知道,由于缺乏内在动力,他们通常无法完成日常事务和保持自我控制。然而,对于患儿来说,最困难的是在离开被严格管理的环境之后继续保持进步。其实,直接权变管理中的这个问题代表了 ADHD 所有的治疗方法(包括药物治疗和行为治疗)的一个关键点。无论是年轻还是年长的 ADHD 患者,在吞下最后一粒药丸,或者获得了最后一份奖励之后,一般很难保持已经取得的成绩。因此,面对 ADHD 患儿,行为治疗师应努力与患儿的父母和老师保持密切联系,告诉他们如何在正式治疗结束之后营造奖励丰富的氛围,并且这些奖励只能在内在动机建立之后再逐渐撤销。

你能从家长培训项目中收获什么？

家长培训(有时候也称为家长管理)是目前为止被研究得最透彻的 ADHD 行为治疗。它有助于矛盾重重的家庭恢复和睦,教会家长如何在善于挑战各种底线和击中家长要害的孩子面前保持理智。然而,就像"更换一个灯泡需要多少精神科医师"(只要一个,但灯泡自己得有意愿被更换)那个笑话一样,这个方案需要家长心甘情愿地保持开放的心态,并努力改正可能源自家长自身的童年时期的坏习惯。

有一个关键点要强调一下:做 ADHD 患儿的父母可不是像在公园散步那么简单。《ADD 患儿的超级父母》这本书是由 ADHD 专家爱德华·哈洛韦尔和彼得·詹森(Peter Jensen)合作完成的,他们深信,ADHD 患儿的父母必须付出更多无条件的爱、额外的支持和机会才能让自己的孩子变得优秀。心理学家拉塞尔·巴克利曾生动地指出,"ADHD 患儿的父母会发现,相对于普通父母,他们不得不更多地指导、监督、教育、组织、计划、安排、奖励、惩罚、引导、缓冲、保护和养育自己的孩子。他们还必须频繁地接触患儿生活中的成人——老师、儿科

医师和心理健康专家。此外,由于他们的孩子在与外界交流时
会出现更多的行为问题,他们还必须更频繁地接触社区的邻
居、童子军队长和教练等。"换言之,这不是弱者能够胜任的。
不过,家长培训会对他们有所帮助,而且参加家长培训也不是
什么可耻的事情。

行为治疗师以个体(一个家庭)或群体(多个家庭)的方式
与患儿的父母接触。他们向患儿的父母讲授有关 ADHD 的知
识,提供行为管理训练方案、典型策略,并教家长如何记录行为
以监测进展。保持记录是非常重要的,因为行为治疗的主要原
则之一就是寻求渐进性的改变,但渐进性的改变一般很难被注
意到,而且一次偶然的情绪失控可能会让人忽略所有的进步,
让治疗看起来无效。就像前面所提到的那样,ADHD 患者需
要自己选择以何作为奖励,而且是各种各样的奖励,所以患儿
的父母在奖励方面能够想在前、做在前是非常重要的。但是,
对于很多繁忙的父母来说,即使他们很重视及时向孩子发放奖
励,他们依然很难坚持长期记录。

所有这些家长培训项目的主要目标之一,就是让亲子关系
从敌对与哄骗变为友好与积极鼓励的状态。一开始的时候,一
定要慢慢来。否则的话,父母和孩子都会有挫败感。父母对孩

子的任何批评都不能够以大喊大叫和冷嘲热讽的方式来表达。

亲子互动治疗(parent-child interaction therapy，PCIT)是一种非常专业化的家长培训形式。它以经验为基础，整合了行为治疗、游戏技巧和纪律培训，其特色就是为2—7岁有破坏行为的儿童的父母提供强化指导。它由临床心理学家希拉·艾伯格(Sheila Eyberg)于1974年提出，最显著的特点就是实时指导。父母在与自己的孩子互动的时候，能够得到隐蔽在单向镜后面的治疗师的指点。亲子互动治疗的目的是让父母更善于与孩子交流。确切地说，是让父母变得"权威"：教会父母如何在给予孩子温暖以及帮助的同时，还能制定明确的不可逾越的底线。亲子互动治疗的倡导者指出，研究证明，亲子互动治疗对有行为问题的儿童非常有效。但是，纽约市临床心理学家和亲子互动治疗项目发言人梅拉妮·A.费尔南德斯(Mela-nie A. Fernandez)医学博士警告说，单纯的亲子互动治疗并不能够取代药物治疗。很多儿童在接受亲子互动治疗期间和之后都接受了药物治疗。亲子互动治疗看起来也不能缓解ADHD的基本症状。尽管如此，它能够减轻烦躁、焦虑和抑郁等伴随症状。事实上，正是这些伴随症状会对亲子关系造成更大的危害。

　　所有的家长培训以及我们将在第 9 章谈到的更广泛意义上的家庭治疗，其主要目的都是让充满了敌对、高压、反抗和惩罚性纪律的典型 ADHD 患儿家庭变得平静和充满理智。父母要学会设定明确的期望，遏制要大喊大叫的欲望，设定各种底线以及前后一致的奖惩规则（比如坐在一把"面壁思过"惩罚椅上），并按照指令和计划坚持到底。群体方式的家长培训的优势就是面对同样困境的家庭可以相互学习。此外，治疗师也可以根据家庭情况提供个性化的指导。

亲子互动有助于缓解ADHD伴随症状
Photo by S&B Vonlanthen on Unsplash

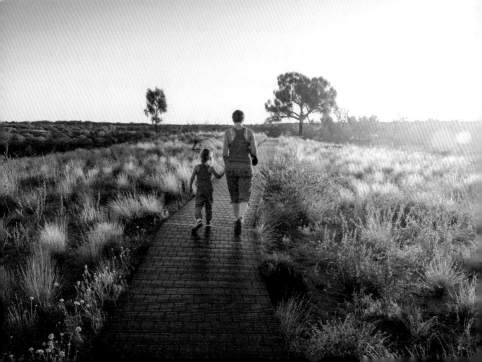

最理想的情况就是,父母学会了如何更好地理解孩子异常行为的原因(至少部分原因),并管理好自身的反应。这其中包括能够认识到工作记忆差的孩子无法理解多重任务(比如"去你的房间,找到你的灰色衬衣和梳子,然后拿给我")。父母也要学会如何帮助孩子学习新技能,为孩子取得的每一个小进步提供奖励。他们最终可能还要学会如何更好地管理惩罚,比如暂停或取消奖励。但总的来说,经过培训,他们将尽可能地采取正面奖励措施,而不是惩罚措施。

家长培训对于 ADHD 患儿家庭来说是特别的挑战,因为大多数患儿的父母极有可能也有 ADHD 症状,不太善于有效管理和控制自己的情绪。这个领域最优秀的治疗师将会花时间帮助患儿父母了解自身心理状况,明确他们是否患有 ADHD、焦虑症和抑郁症等。而且考虑到 ADHD 家庭中发生婚姻冲突的概率更高,对于双亲家庭,治疗师还会帮助夫妻双方更好地沟通交流。事实上,对父母自身心理问题的治疗,是家长培训获得成功的先决条件。

为了提高成功率,家长培训还应该与在教室进行的行为治疗有机结合起来。只有家长和老师目标一致,并在家庭和学校环境中保持高度一致的强化方案,才有可能实现最佳的治疗效果。但危险在于，如果家长和其他看护者在最佳治疗方案上存在意见分歧，则有可能破坏整个方案。所以，让一位婚姻（或者情侣）关系治疗师参与到治疗方案中不失为一个好主意。

如何在学校进行行为治疗？

在学校进行行为治疗的目标是要治疗师和家长说服患儿的老师加入新的行为管理团队，将奖励体系延伸到课堂，从而让患儿在全天都能够得到积极而一致的反馈。当然，家长和老师就治疗目标和期望达成一致也是至关重要的。

这样的团队合作也许并不容易。现在的老师面对的是拥挤的课堂、较低的工资，以及不断提高所有学生的成绩的期望。此外，很多老师也疲于应付 ADHD 患儿制造的各种状况，渴望学到针对这些学生的更好的管理技能。

填写纸质索引卡或线上进行的日常报告卡（daily report card, DRC）通常是一种非常有效的家校联合行为治疗方式。为了简化（不至于给超负荷的老师增加过多的负担）程序，治疗师和家长应该与老师一起，根据孩子过去的表现，选择不超过四个有待改进的方面，比如两个学业方面和两个行为方面的目标。例如,孩子某个星期的目标是参加长达 10 分钟(而不是上一周的 5 分钟)的读书会,以及在午餐后的休息时间不被课间辅导员训斥。老师只需要查看孩子是否实现当天的目标,在奖励表上填写"是"或"否"。然后,这张卡片被带回家,父母会将孩子在家的情况记录到奖励表上。该治疗项目可以做得更好、更全面,但前提是必须有一个真正愿意配合的老师,这样家长就可以在卡片的反面写下孩子在家的行为和家庭作业完成情况,而老师则会将这些信息添加到孩子在学校的奖励表上。

行为治疗所设定的目标应该是渐进的、积极的,而且应尽可能地具体。比如,约瑟在课桌前做数学题平均 3 分钟之后就会离开自己的课桌,那么,最初的目标应该是让他连续做题 5 分钟或 6 分钟,而不是整堂数学课。这种行为塑造有个专业术语:逐次逼近(successive approximation),也是治疗师必须向家长和老师传授的最重要的内容之一。在取得最初的成功之后,行为目标可以设定得越来越具有挑战性。但是,如果孩子从来没有获得过成功,那么,治疗就是无效的。

除了日常报告卡,老师还能够通过很多其他的方式让 ADHD 患儿在教室内获得更多成功的机会,他们可以安排孩子坐第一排以避免他们走神,给他们不同的刺激和提示以确定

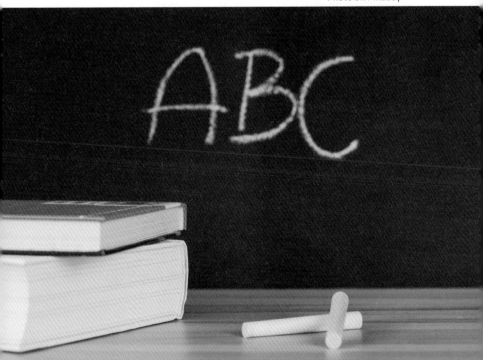

他们没有走神(有时候轻轻拍一下他们的肩膀已经足够),提供机会让坐立不安的孩子离开他们的座位,比如帮老师分发试卷等。这些都是在普通课堂上可以实现的,尤其是当一个班里有一个或两个以上的 ADHD 患儿时,老师的帮助都是极为有用的。但一些青少年时期的 ADHD 患者可能需要特殊课堂或者更高级别的治疗方案。这一点我们将在第 9 章详述。

琳达·菲夫纳(Linda Pfiffner)的《关于 ADHD:教师完整实用手册》(*All About ADHD: The Complete Practical Guide*

老师的观察与引导很重要
Photo on Pixabay

for Classroom Teachers)(见延伸阅读)一书就老师如何管理
有 ADHD 患儿的课堂提供了非常有价值的建议和策略。

参加社交技能小组对 ADHD 儿童和青少年有多大作用?

很多学校和课外项目都为古怪或者叛逆的孩子提供特别
培训,目的是帮助他们在课堂上表现得更好,并与同学融洽相
处。很多这样的课程都以小组的形式进行,其理论基础是儿童
和青少年更乐于向同伴学习,而不爱听成人说教。

然而,这种方式也存在问题。除非组织者技巧非常娴熟,
否则这样的小组课程极有可能退化成诉苦会,或者更有甚者,
让表现最差的学生有机会向其他人传授他们的伎俩,从而导致
整个小组的表现降至最差。这种情况有时候被称作"偏差行为
强化",可能导致非常严重的后果:同龄人的这种负面示范作用
(特别是涉及侵犯他人、贬低对成年组织者或者同龄人的评价)
可能抹杀掉用心良苦的组织者所期待的任何进步。

大多数(即使不是所有的)关心孩子在学校的人际关系质
量的家长都应该谨慎对待这些小组。家长应该毫不犹豫地检
查组织者的背景资历,确定他们采用的是结构严谨和以奖励为

基础的方法，让 ADHD 患儿获得最大的治愈机会。家长也应该积极为 ADHD 患儿安排与同龄人在校外、周末一起玩耍的机会，因为他们一般较少收到这样的邀请。我们已经注意到，有时候哪怕只有一个鼎力支持的朋友，也会给这些孩子带来巨大的变化。

什么样的项目会让 ADHD 患儿更有组织性？

几乎没有公立学校为 ADHD 患儿提供组织性方面的训练，尽管有力的证据表明他们应该这样做。纽约大学医学中心心理学家霍华德·阿比科夫（Howard Abikoff）和他的团队在最近的关于组织性训练的大规模临床试验中，发现组织性培训对三年级到五年级的 ADHD 患儿非常有效。

阿比科夫的培训非常具体，总共 20 次（每周 2 次），一对一进行。在每个环节的最后 10 分钟，家长会列席，以便研究者了解患儿在家里时哪些技能可以获得奖励。培训内容涉及各个方面，从整理书桌、书包到时间管理（包括个人日程）等。该治疗方案也重点强调了家庭作业管理，包括记录家庭作业内容、收拾完成家庭作业需要的试卷和书籍，估计完成作业需要的时间,确定各项作业的完成顺序和检查是否认真完成所有的作业。这些研究人员将组织性训练的效果与更传统的以家长和老师为基础的行为治疗的效果进行了比较(在后一种行为治疗中,治疗组的家长和老师被指导如何强化患儿的组织能力、时间安排以及规划能力),并设定了没有任何干预的对照组。结果,接受组织性训练和行为治疗的患儿的表现均明显优于对照组。而家长们认为相对于行为治疗,儿童在接受组织性训练后的收获更大。

我们期待这样的组织性训练的成果不仅在短期内有效,而且能够帮助患儿应对初中、高中时期的学业挑战,因为那时候,学生必须有高效的时间安排和执行能力。

什么是认知-行为治疗? 它对 ADHD 是否有效?

认知-行为治疗是最常用的一种一对一的治疗方法。在治疗过程中,治疗师帮助患者认识到情感、思维和行为之间的联系,并随着时间的推移,改变那些有害行为模式。和传统的心理治疗不同,认知-行为治疗集中针对的是此地此刻患儿的状况,而不是强调有问题的父母、潜意识的冲突,以及其他导致患儿现状的因素。研究人员发现,这种治疗对处于青春后期和成年期的 ADHD 患者非常有效,但是对 ADHD 患儿收效甚微。因为患儿通常还没有成熟到可以有意识地控制自己的情感和思维,以及将认知上的改变转化成行为上的改进。

认知-行为治疗强调让人们挑战自己的"人生信仰"——他们看待自己的生活和行为的方式。正常情况下,治疗师不会直接劝说他们抛弃原有的信仰。恰恰相反,治疗师会间接地帮助患者看到有害的思维与行为之间的关系,以及由他们造成的令人不愉快的后果。理想的情况是,患者最终将会尝试不同的思维和应对方式,并获得较好的结果。治疗师会教患者如何监控他们的思维模式和情感表达方式,伴随着结果的好坏,让他们能够领悟到什么样的模式是最好的。这是一种积极的治疗方法:在各个治疗阶段,患者所要完成的家庭作业,就是尝试用不同的方式去理解世界,以及他们自身的认知和情感反应。

比如,患者在面试失败之后来看治疗师。他非常烦躁,认为自己就是一个失败者,并且以后也会屡战屡败。因此,患者会想,所有的努力又有什么意义呢?治疗师会利用这个机会鼓励开导他(也许这份工作只是不太适合),以此为契机弄清楚究竟是哪里出了问题(比如缺乏相关技能),并制订出未来应对类似情况的计划。与此同时，治疗师会帮助患者认识到：总是想着失败，可能会导致他放弃尝试。

针对 ADHD 患者的认知-行为治疗通常也包括一系列的技能培训任务，目的是提高患者的诸如时间管理和规划等方面的能力，并且要求患者回家后还要反复练习这些新技能。

研究发现，认知-行为治疗因为其目标明确而成为最有效的治疗成人 ADHD 的方法之一。传统的"谈话治疗"并没有被证实对 ADHD 患者有效；而积极的建立在技能培养基础之上的认知-行为治疗，在相对较短的时间内就能够产生较好的效果，让患者不用没完没了地去看心理医生。对于 ADHD 患者常见的并发症，比如焦虑和抑郁，认知-行为治疗也非常有效。

药物治疗和行为治疗哪个更好？

这个问题的答案并不奇怪，是二者都很好。俗语说得好：药片教不了技能。虽然药物能够较快地减轻 ADHD 症状，但是患者——尤其是那些备受焦虑、抑郁、行为问题或学习障碍等并发症困扰的患者通常需要更多的治疗。

最早明确提出这一观点的是我们在第 7 章提到的具有开创性的 ADHD 患儿多模式治疗研究。1999 年,在最初的报告中,作者的结论是:严格监控和执行的药物治疗是治疗 ADHD 最好的方案,而行为治疗相对而言疗效有限。然而,不容忽视的是,最初的报告主要关注症状,几乎没有考虑家庭管理、社会关系和学业成功这些方面。这就意味着行为治疗的疗效可能被低估了。事实上,几年之后发表的后续报告指出,综合考虑以上因素,药物结合行为治疗是最佳治疗方案。研究人员发现,只有执行严格的药物治疗和深入的行为治疗,才能够缓解患儿的症状,改善他们的学业表现,提高他们的社交技能,并建立起家长的权威。换言之,除药物治疗外,大多数 ADHD 患儿都能够从行为治疗中大获裨益,甚至在某些时候用行为治疗替代药物治疗。实际上,很多治疗师认为,药物治疗的优点之一,就是帮助患者专注于行为治疗,尽可能实现最持久的疗效。我们认为,最理想的方式就是二者协同:采取药物治疗提升短期专注力和控制患者的冲动,通过行为治疗去提高长期的社交和学业技能。

关注：行为治疗

我们强力推荐的 ADHD 行为治疗其实是一种要求极高的治疗方式。显然，这样的治疗比药物治疗更费时、费力和费钱。暂且不提保险计划，要找到一个优秀的行为治疗师也不是件容易的事。然而，对于儿童和青少年 ADHD 患者而言，行为治疗通常是必要的，这是治疗的底线。如果治疗得当，它将产生持久的效果。药物有助于缓解患者的症状。但是，当 ADHD 患者伴随有焦虑、抑郁、行为问题或非常普遍的学习障碍时，辅以行为治疗将产生更全面而持久的疗效。家长培训是最有效也是最困难的行为治疗方法之一。这种治疗的目的是让黔驴技穷的家长变得冷静而善于设定规则，而这两条正是年轻的 ADHD 患者最迫切需要的。理想状况下，治疗师和家长应该说服患儿的老师加入行为管理团队，将行为治疗延伸到孩子的课堂上。认知-行为治疗关注患者技能培养，并改变其自我毁灭式的思维模式。研究表明，这种治疗对青春后期和成年期的 ADHD 患者非常有效，但对儿童 ADHD 患者效果甚微。儿童在没有直接奖励的情况下，很难控制自己的情感和思维。在接下来的章节，我们将继续讨论 ADHD 的非药物治疗方案。

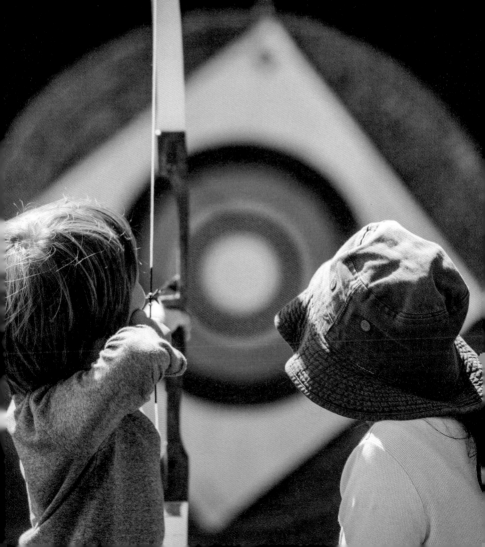

9　有助于 ADHD 治疗的
其他措施有哪些？

日常锻炼有哪些益处?

这个问题有充实的证据:规律的、一定强度的体育锻炼对每个人的大脑都是有益的,尤其对于 ADHD 患儿。科学家多年前就已证实了锻炼的有益性,近年更是用大量事实证实了锻炼对 ADHD 患儿的帮助。

2014 年底,医学期刊《儿科学》(*Pediatrics*)上刊载了一篇关于运动对认知的价值的研究,有规律地参与体育活动的儿童在执行能力,包括保持专注和拒绝干扰的能力、工作记忆和认知灵活性方面显示出很大的改善。该研究和《变态儿童心理学杂志》(*Journal of Abnormal Child Psychology*)上的一篇类似的研究文章结果一致。《变态儿童心理学杂志》刊载的一篇研究文章指出,一个为期 12 周的运动项目提高了所有参与项目的儿童的数学和阅读考试分数,尤其是那些患有 ADHD 的儿童。同样地,《注意障碍杂志》(*Journal of Attention Disorders*)报道称,坚持 2 个月每天仅 26 分钟的体育锻炼能明显减轻小学患儿的 ADHD 症状。

户外游戏对患儿的帮助尤为明显。同行评议研究显示,喜欢定期到自然界户外娱乐的 ADHD 患儿与宅在家中的患儿相比症状较轻。这些研究发现与动物实验相吻合，动物实验也证实缺少娱乐和体育活动易致多动症状。

ADHD 专家、哈佛大学精神病学家约翰·瑞迪（John Ratey）写了一本关于运动促进脑功能的论著《运动改造大脑》（*Spark：The Revolutionary New Science of Exercise and the Brain*）。他展示了大量的研究数据支持他的论点：运动可生成、促进及调控一些物质，这些物质能够减轻疼痛（内啡肽）、提

运动有助于改善ADHD患者的注意力和情绪
Photo by NeONBRAND on Unsplash

高情绪和积极性(多巴胺和 5-羟色胺)、改善自我控制(去甲肾上腺素)。运动还有助于应对压力,抑制一种应激激素——皮质醇来改善大脑皮质与海马间的细胞连接,而这对学习记忆很关键。

我们想知道:为什么在这点上科学家只对家庭施压? 更重要的是,为什么美国还有些学校不明白,把定期锻炼作为学校生活的一部分同时符合学校和学生的利益? 尽管有些学校意识到了体育教育的价值,但不幸地走向了相反的方向:很多公立学校的学生为了标准化测试临时抱佛脚,他们很少上瑜伽课或是仅仅在操场上慢跑一圈,他们连用 15 分钟来吃午饭都觉得很奢侈。

我们不是说有氧运动可以治愈 ADHD。然而,它仍然应该是一个平衡的整体治疗计划的一部分。研究还发现,越来越多 ADHD 患儿面临着成年期肥胖的风险。这是因为 ADHD 患儿缺乏对食物的注意,冲动控制问题也导致他们比同龄人更容易肥胖。从儿童时期开始的定期锻炼或仅仅是定期的体育活动可以预防肥胖。

饮食如何影响 ADHD?

几十年来,很多家庭反对 ADHD 药物治疗,而是寄希望于严格的饮食改变,希望以此代替药物治疗,但目前大量研究显示饮食改变是不能替代药物治疗的。迄今为止,没有任何干预可以与药物治疗的强度或行为治疗的明显效果媲美,但是这并不意味着某些营养措施不值得尝试。每一步的努力都可能有所帮助,在医学界嘲笑饮食干预很多年后,近期有趣的证据显示有些饮食干预确实对 ADHD 患儿有影响,至少对部分患儿有一定程度的效果。

从 20 世纪 70 年代开始,最有名的治疗 ADHD 的饮食计划是儿科医师本杰明·法因戈尔德(Benjamin Feingold)提出的法因戈尔德饮食(Feingold diet)。法因戈尔德认为含有人工色素及防腐剂的普通食物添加剂会加重甚至诱发 ADHD 症状。法因戈尔德饮食去除了很多食物添加剂及用其处理过的食物,以及一些含水杨酸盐的水果和蔬菜,如苹果、橘子和菠萝等。

法因戈尔德认为 70% 的多动症患儿从他的饮食法中受

益。对此,没有人反驳他。然而,事实是法因戈尔德从来没有把进行饮食控制的患儿与未进行饮食控制的对照组比较研究过,不符合黄金标准研究的要求。此外,该饮食法要求不管是在家或在外都要监督每顿饭和零食,一个家庭需要怎样的条件去实施这样的饮食控制呢? 事实上,很难说法因戈尔德饮食所宣扬的好处是与饮食本身有关还是与家庭强制执行的行为管理有关,因为患儿也间接从所有这些额外的关注中获益了。20 世纪 80 年代的研究中,研究者严格控制了家庭的常规饮食且食物均无添加剂,以控制家庭结构和期望的变化,结果表明,只有一少部分 ADHD 患儿 (约 5%) 表现出了明显的治疗反应。

2007 年,法因戈尔德对食品添加剂的关注第一次获得了建立在循证医学基础上的公认。在英国政府支持下的精心设计的研究基础上,医学期刊《柳叶刀》发表了研究结果,常见于儿童食品中的添加剂,比如人工色素和苯甲酸钠等,可能增加多动症的患病率。该研究说服英国食品标准局将 6 种人工色素从儿童食品中移除。先前,哈佛大学和哥伦比亚大学的研究人员对 15 项实验的荟萃分析结果显示,从 ADHD 患儿的饮食中去除添加剂,治疗效果可达到哌醋甲酯治疗效果的一半。

2008 年,美国儿科学会表明了他们对英国结论的支持,公开发表观点:"整个研究结果很明确,对于家长认为多种饮食疗法有利于他们的孩子的观点,尽管我们长期持怀疑态度,但现在我们不得不承认我们可能是错的"。

尽管以上所述均会激励家长更努力地给他们的孩子提供无添加饮食,但仍有很多问题需要考虑。首先,仅有一部分孩子对这些可疑的化学物质敏感,很难判别具体某个患儿是否敏感。其次,上文已提及严格控制饮食的难度。法因戈尔德饮食计划及类似计划的支持者经常推荐一种"排除饮食法",让患儿一开始仅进食少数几种安全的食品,然后逐渐增加食品种类,直到 ADHD 症状再次出现时则从食谱中剔除该种食品。这种饮食控制方法对大多数普通父母和患儿来说都是很难执行的,坦白地讲,对大多数应对 ADHD 的家庭来说应该是不可能实现的。尽管如此,直接去除一些明确有害的食品,比如糖果、颜色鲜艳的谷物、果汁味饮料和碳酸饮料,还是值得尝试一下,看是否对病情有帮助。

这带给我们另外一个 ADHD 患儿的家长普遍关心的问题,所有的糖果都可能使患儿的行为问题恶化。已有的证据表明,这一担心显然是不必要的。就算是为了保护牙齿、维持体重等原因，也应该在日常饮食中限制糖。研究者指出，糖对ADHD 病情无明显影响。有一项经典的研究，研究对象为 35对母子，儿子年龄在 5—7 岁。研究者给了所有 35 位男孩一定剂量的阿斯巴甜(一种人工甜味剂)，但是只告诉一半的母亲她们的孩子有吃糖。那些认为自己的孩子吃过糖的母亲均告诉研究者她们认为孩子的多动症加重了。

再一次说明，不管你的目的是否是减轻 ADHD 症状，都应该给自己和孩子最健康的饮食。不管哪一天，早餐 2 个鸡蛋或其他高蛋白饮食都绝对比巧克力甜甜圈更有利于健康，更能提供持久的能量。高糖饮食会启动胰岛素应答，导致身体在数小时内血糖水平低，使人急躁和紧张。

如果有补充剂，值得尝试吗？

补充剂的基本原则是：谨慎，极其谨慎。补充剂产业这一总产值达数十亿美元的产业欣欣向荣，作为 ADHD 复合产业的重要组成部分(将在第 10 章具体介绍)，仍完全没有受到监管。补充剂通常很昂贵，却存在安全隐患。也就是说，使用补充剂仍需要斟酌。

ω-3 脂肪酸作为补充剂的领导者，可以从鱼、亚麻籽、橄榄油和坚果中获得，或者直接服用鱼油胶囊来获得。大量的可信赖研究显示，ω-3 脂肪酸有助于集中注意力和调节情绪，具体帮助有多大仍不明确。在 2009 年瑞典的一项研究中，让 ADHD 患儿每天补充 ω-3 脂肪酸，3 个月后，25％的患儿症状明显缓解；6 个月后，约一半患儿症状有所改善。然而，2011 年对相关调查进行的规模更大、涵盖范围更广的综述发现，仅有一小部分患儿补充 ω-3 脂肪酸后 ADHD 症状明显改善，比例虽小，但有统计学意义。换言之，ω-3 脂肪酸较安慰剂有更好的改善症状的作用，但是比 ADHD 处方药的作用要小得多。所以，我们认为可以服用 ω-3 脂肪酸补充剂，但是仅仅作为一种补充，不能用补充剂替代药物治疗或行为治疗等可靠的治疗方式。

还有一个理由让你为这类重要的脂肪酸买单——大多数现代食物缺乏 ω-3 脂肪酸。一些证据表明，ADHD 患儿身体内所含的 ω-3 脂肪酸较正常人少，这是一个不幸的消息，因为这类人体必需的脂肪酸不仅有利于防止心脏疾病，还有利于大脑健康，使得神经传递更加有效。（ω-3 脂肪酸被认为是"必需的"是因为我们的机体不能合成它们，而需要摄入它们。）一些研究显示，严重的 ω-3 脂肪酸缺乏可通过干扰神经递质，包括

5-羟色胺和多巴胺,导致或加重 ADHD 症状。

这是不是意味着 ADHD 患者就应该吃更多的鱼呢? 但是,现在我们的海洋污染很严重,很多鱼都含有大量的汞,吃太多的海鱼是有可能中毒的。考虑到这一点,美国精神病学会的一个小组委员会建议,ADHD 患儿每周最多吃 12 盎司[①]低含汞量的鱼和海鲜,如小虾、罐装金枪鱼和三文鱼。

如果你选择补充剂,请确保它的纯度,寻找一个含有相对较多二十碳五烯酸(eicosapentaenoic acid, EPA),而不是二十二碳六烯酸(docosahexaenoic acid, DHA)的品牌。尽量避免食用软糖和咀嚼片,因为它们含有的脂肪酸较少。对幼儿来说,最好选用液态的脂肪酸并将其放入果汁或冰沙中食用。

一般来说,鱼油胶囊相对安全,但是记住,当大剂量服用时,它们有稀释血液和抗凝的功效。添加补充剂前,尤其在同时服用其他药物或补充剂,而这些药物或补充剂可能产生有害的相互作用时,一定要咨询医生。这些药品包括阿司匹林,它同时也是一种抗凝剂。鱼油最常见的副作用是嗳气、口臭、胃灼热、恶心、稀便、皮疹和流鼻血,剂量越大副作用越明显。

----

① 1 盎司≈28.35 克。——译者注

另一种常见但是在 ADHD 治疗中备受争议的补充剂是银杏叶,有著名专家特别推荐给有注意障碍的患儿。动物实验显示,银杏叶确实可以增加大脑的多巴胺活性。但也有研究显示银杏叶可干扰血液凝固。人参是另一种流行的所谓的健脑剂,它却易致高血压和心动过速。目前为止,没有确凿的证据证实以上哪一种补充剂确实能够减轻 ADHD 症状。

目前,另一种在 ADHD 博客上备受关注,却缺乏足够实证的补充剂是酪氨酸,多巴胺和去甲肾上腺素的一种化学前体。有限的研究显示,酪氨酸补充剂可能至少在短期内有助于控制 ADHD 症状。类似地,N-乙酰神经氨酸 (N-acetylneuraminic acid, NAC),另一种被夸大的补充剂,来自 L-半胱氨酸 (L-cysteine)。最近的研究发现,它具有潜在的治疗成瘾症和强迫症等心理疾病的价值,但是我们还没有看到它在治疗 ADHD 方面的有效性的证据。

最后,我们来看看维生素和矿物质。尽管仍不确定,但已有强有力的证据证明铁有利于改善 ADHD 症状,锌和镁其次。

人们需要弄清楚自己或孩子是否从饮食或补充剂中获得了足够的铁。有趣的是,2004 年的一项研究显示,ADHD 患儿的体内平均铁含量是未患 ADHD 的儿童的一半。由于铁过量很危险,在没有做过血液检测前不要盲目补充。《ADHD 非药物治疗——ADHD 患儿自然护理指南》一书的作者桑福德·纽马克(Sanford Newmark)博士推荐,首先应让医生帮助测定孩子体内的铁蛋白水平,来评估患儿体内的铁含量。注意,血铁水平正常不代表铁蛋白水平正常。如果铁蛋白水平低,比如低于 35,你可以向医生咨询如何补充铁剂,或者增加含铁食物,如瘦红肉、火鸡肉、鸡肉、贝类和豆类等的摄入。

ADHD患者可从饮食中摄取有利于改善ADHD症状的营养元素
Photo by Mark DeYoung on Unsplash

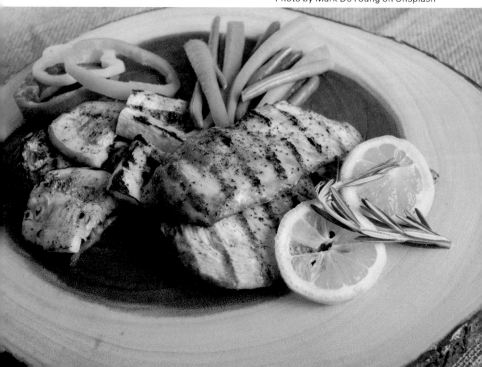

同时也有证据表明,锌和镁有助于改善 ADHD 症状。与铁一样,锌和镁都是儿童必需的,但是在儿童的饮食中常常含量不足。尤其是锌,在一些研究中被发现有改善大脑对多巴胺的反应的作用,甚至有助于提升兴奋药的疗效。

什么是神经反馈训练？ 它对 ADHD 患者有多大作用？

神经反馈,有时称为"脑电图反馈",是大脑的生物反馈,其原理是大脑在反复的尝试中,通过神经反馈不断地完善自己,从而使人能保持平静专注的状态。神经反馈训练师认为神经反馈训练对偏头痛、焦虑症、自闭症、癫痫症和多动症等神经障碍有效。这种治疗手段的吸引力在于它有可能帮助患儿从药物中解脱出来,取而代之的是像锻炼肌肉那样的日常训练。

神经反馈训练越来越受欢迎,尽管支持这种方法的证据很吸引人,但是迄今为止其效果仍不确定。这是什么意思呢？也就是说,尝试神经反馈训练,在面临放弃其他可能更有效的治疗方式的风险的同时,需花费大量的时间和金钱。采取该治疗方法一般需要至少 40 个疗程,每个疗程至少需要 100 美元,而且大多数保险还没有覆盖这项治疗。另外一个风险是,该领域的监管仍然很差,患者需要做很多功课以找到一位尽职有效的训练师。现在这个领域骗子很多。

一次典型的治疗是这样的:患者坐在椅子上,医生用黏糊糊的东西将电极片粘在他的头皮上。电极片和电线相连,将患者脑内细胞的电波放电的信号传送至电脑上。这些信号以脑电图的形式被记录下来,显示成具有不同频率的波形,速率以每秒的周期性变动重复次数计算,或称之为赫兹(Hz)。

人体心理状态与记录的主要频率或最高电压有对应关系。慢波,如 4 赫兹到 8 赫兹的 θ 波,指示人体工作时的困意或想象状态。12 赫兹到 35 赫兹的 β 波稍微快一些,它与患者从警惕和放松到紧张和暴躁的一系列心理状态都相关。

我们都需要不同频率波形的脑电活动来应对不同的环境。但是有很多人的脑电活动与环境错配而导致疾病。神经反馈就是刺激患者大脑产生正确的脑电波,阻止错误的脑电波。对于 ADHD 患儿,神经反馈训练师会经常鼓励患儿,使其处于平静专注的状态。

在神经反馈训练中,患者的注意力集中在电脑屏幕上,屏幕上显示的图像是为了鼓励患者达到预期状态而设计的。比如有个受欢迎的项目就是,当你在聆听美妙的音乐的同时看到屏幕上星星爆炸的画面,这时你会设法使脑电波维持平静状态时的波形。

神经反馈训练是由美国研究者于 20 世纪 60—70 年代发起的。1968 年,加利福尼亚大学的神经学家 M. 巴里·斯特曼(M. Barry Sterman)在洛杉矶做报告称,神经反馈训练可帮助猫抵抗癫痫发作。斯特曼和其他学者随后宣称对人进行神经反馈训练可达到同样的效果。

这一发现掀起了一阵热潮,各科临床医师加入了神经反馈训练领域。有些不好的神乎其神的言论败坏了该治疗方法的声誉。德国和荷兰的学者做了一些深入的研究。2009 年,一群荷兰科学家发表了一份对当时的国际研究的分析报告,推断称神经反馈训练对 ADHD 是有"临床意义"的。

尽管这些研究一致认为神经反馈训练有临床效果,但直到我们撰写本书时仍没有被真正权威的研究证实。在以往的研究中,一个对照组连接了与实验组相同的电极片,在电脑屏幕上看到相同的图像,但是屏幕上的反馈将是错的——与受试者当时的脑电波无关。这样的对照研究对神经反馈技术是极其有必要的，因为电极和电脑经常会使人产生很强的期望，认为会发生某些改变。2014 年，美国国家心理健康研究所资助了一项研究，这项研究采用了该研究方法，结果还未揭晓。然而，美国国家心理健康研究所资助的另一项试点研究显示仍没有突破性的进展：研究发现真伪神经反馈训练效果均比未治疗组好，而真伪神经反馈训练的效果却无差异。

神经反馈训练是否有效，疗效可持续多长时间，如果治疗地点从实验室推广到其他场景，如教室、运动场或生日聚会，是否仍有疗效，这些问题依旧有待研究去解答。类似的问题不仅存在于神经反馈训练中，也存在于药物治疗和行为治疗等主流治疗方法中。对于 ADHD 来说，没有灵丹妙药，至少现在还没有。

除了家长培训，还有其他应对 ADHD 的家庭措施吗？

家长培训有其明确的目的，用严格的纪律和奖惩制度帮助父母冷静地规范儿童的行为，相比而言，其他形式的家庭治疗对规矩和日常生活的处理较少，更多的在于改善父母和子女的亲子关系。一种经典的说法认为，不仅有一个缺陷成员会使得家庭遭遇困难,整个家庭内部的问题也会使得这个家庭面临困难。

当一个或多个家庭成员患有 ADHD 时,家庭冲突必然会出现。等到寻求心理治疗时,父母、兄弟姐妹们通常已经积压了各种怒火。未患病的家庭成员通常理所当然地怨恨 ADHD 患者,因为 ADHD 患者获得了关注。同时,他们可能还会因 ADHD 患儿的邋遢和无组织性而生气,因为这些会加重他们的家务负担。与此同时,ADHD 患儿常觉得受到了不公平的指责。专业治疗师称之为"公认的患者"。有经验的家庭治疗师会帮助人们表达他们的担心和不满,让患儿在走出房子参与室外活动前,能在家庭争端中生存下来。

我们相信家庭治疗有助于改善亲子关系,使家庭生活更和谐轻松。然而,让我们在家庭治疗(注:在家庭治疗方式中,父母学习用更好的方式给予孩子奖励和设置限制)和行为治疗中做出选择时,我们会选择行为治疗,尤其当患儿还小时。原因是不管 ADHD 患儿是否觉得自己是一个"公认的患者",他们也常常是主角,否则就是家里的麻烦。一旦他们的症状得到改善,家庭会更和睦。

若不进行早期干预，有时甚至在有早期干预的情况下，ADHD 患儿进入青春期时，家庭的问题明显会变得更加严重。任何针对患有 ADHD 的青少年的家庭的行为治疗，都要避免使用在冰箱上贴记录表的方式（这类技巧用在七八岁孩子身上非常有用），而应该专注于使青春期的 ADHD 患者和其父母之间进行有技巧的协商。可考虑采取以下措施：起草一份协议，明确双方的特别需要和需求，强调给予和索取是家庭健康生活的一部分。

科罗拉多州博尔德市的 Vive 项目据说对有破坏性行为的青少年的家庭有效。此项目双管齐下，一方面请教练培训父母，一方面给患有 ADHD 或其他情感障碍的儿童提供导师。导师（就像教练一样）其实是一位训练有素的治疗师，充当儿童的支持者、教练，并能和儿童产生共鸣。Vive 项目的目标家庭是陷入严重危机且能投入大量时间和每月 3000 美元的高额费用的家庭。大多数的预约地点并不在治疗室。父母的教练常亲自登门拜访，使得在职父母更容易参与治疗，而孩子和导师则常约在学校或咖啡馆见面。Vive 项目的独特之处在于导师的工作包括帮助年轻人解决学习和工作上的困扰。类似地，父母的教练也会尽力帮助他们减少婚姻争吵、失业等间接压力。

不同于第 8 章描述的亲子互动疗法，Vive 项目并没有获得独立研究的支持。相反，该项目的管理层认为，已发表的研究能够证明导师的潜在价值。确有证据显示，好的环境，包括高频率的面谈、高度结构化的计划、导师的高质量培训和监管，会大大改变儿童的状态，增强其心理幸福感，减少高危行为，促进学业和工作进步。

我们列举的家庭治疗的最后一例是培育心灵法，最早于 1994 年由亚利桑那州图森缺陷儿童中心（Tucson's Center for the Difficult Child）的治疗师霍华德·格拉瑟（Howard Glasser）提出。这种方法旨在让监护人学会奖励儿童好的行为，而不是因为反应过度而在不知不觉中鼓励了儿童的不良行为。该观点认为缺陷儿童因受到过度关注而被刺激，并且学会了通过不良行为去引起这种关注。在过去 20 年里，格拉瑟的方法被应用于遍布美国的几百所学校，包括很多学龄前教育项目和密歇根州的多所小学、初中和高中。学龄前教育项目的网站声称该项目有"被证实的、变革性的影响，包括对被诊断出患有 ADHD、自闭症、阿斯伯格综合征、对立违抗性障碍和反应性依恋障碍的儿童都能够起到改善作用，并且基本无需药物或长期治疗"。尽管如此，在我们撰写本书时，对于这种应对陷入困境的青少年的非常积极的方法,还没有相关对照评估报告可供参考。

还有哪些学校支持可寻?

学校常常是临床表现为注意力缺陷的孩子最难熬的地方,但好消息是,有些地方已经出台了法律帮助他们。很多学校的措施和治疗方法对 ADHD 患儿有利,问题是很多家长还没有意识到这一点。校方可能不愿意在这方面投资(有时也是可以理解的,因为公立学校预算有限),使得一些本该有的有效且经济实惠的干预措施没得到实施。

作为父母,不管你的孩子是疑诊还是确诊出患有包括ADHD 在内的学习障碍,你都有权请求获得当地公立学校合理的特殊支持。1973 年的美国《康复法》(Rehabilitation Act)第 504 条在大多数情况下适用。这一民权法律条款禁止歧视"极大限制基本生活能力的心理或生理障碍"人士,这些障碍包括学习、专注和社交能力等方面。该法案认为患儿应该享受平等的受教育的权利,也就是说,如果患儿需要更多的时间考试、做笔记、接受课业辅导、接受融入学校需要的社交技能培训,那么学校都应该提供帮助或资助。

美国的公立学校应遵守这项法律,否则将失去美国联邦政府的资助。根据要求,校方有义务向孩子提供第 504 条政策的副本文件,其中包括对如何上诉的解释。法律还允许家长要求对其孩子进行评估,以进一步得到援助,这被称为"504 计划"。该计划下的特殊政策可能包括辅导、心理咨询、考试时获得额外的时间、使用电脑的权限、专供孩子在家使用的一套教科书等。多动的孩子可能被允许坐在"健身球"上或抱着湿软的玩具来抑制他们烦躁不安的心理。校方还鼓励老师对患儿倾注更多的精力,确保他们在教室上课时不分心,给予他们更多的赞美和鼓励,并为进步明显的孩子提供特别的奖励。

另一部法案——《障碍者教育法》适用于更严重的学习障碍患者。该法案认为家长有权让学校筛查孩子是否有缺陷,从而可能避免向私人专家支付高额的费用。如果校方认为不需要对孩子进行测试,可以拒绝家长,但是家长有权上诉。学校的筛查较私人专家提供的评估受限更多。适用《障碍者教育法》的患儿同样适用个别化教育方案(individualized education program,IEP):采用一系列特殊政策和定期治疗来监督他们。相比之下,"504 计划"具有实施更快、更灵活、更不易导致病耻感的优势。

值得注意的是,可以依照"504 计划"或个别化教育方案来填写孩子的日常生活报告卡。这是家长能够且应该寻找到的少数值得信赖且已被证实有效的特殊方法之一。

不幸的是,现在很多家长在患儿评估、诊断、选择正确的特殊政策和特殊教育安排方面陷入了与学校和地区的冲突中。这些冲突不仅使双方压力增大,而且浪费了本就资金短缺的学校的宝贵资源,最后不得不通过法律诉讼迫使学校为每个患儿提供费用高昂的治疗方案。我们认为公立学校应对更多老师进行基础的行为培训,同时可以寻求助教的配合,这些助教不仅可以帮助老师督促和鼓励患 ADHD 的青少年,而且能够使全班同学受益。我们应该采用这个方法,而不是采取利用资源教室、特殊班级,甚至转学至特殊学校这些代价很大的方法。所有的这些政策都是对确诊患儿的家庭的一些法律保障。让孩子待在学校里会激发家长内心的"虎爸虎妈"情结,保护孩子并让其免受来自老师或其他教职工的威胁。然而,最好的做法是有礼貌且尊重他人,除非实在不可避免,否则不要轻易提及"律师"一词。

关注：其他治疗策略

　　许多高质量的研究显示，有规律的日常有氧运动会使 ADHD 患者的生活发生很大的改变。少至每日半小时的快步走、游泳、骑自行车、舞蹈，或其他各种有氧运动可以改善注意力和情绪。不管你是否被确诊患有 ADHD，运动不仅成本低，而且对身心均有益。我们强烈推荐将运动作为治疗方案的一

有规律的日常运动有助于改善ADHD患者的状态
Photo by fancycrave1 on Pixabay

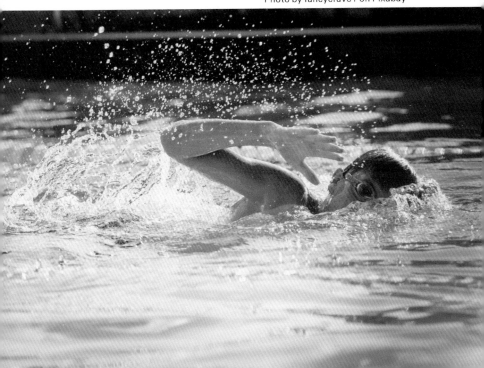

部分,只要你不认为其可以完全替代有循证基础的药物治疗和行为治疗。

ADHD 饮食疗法的循证基础要薄弱得多,尽管如此,很多饮食疗法仍大受欢迎。可靠的研究表明,最好限制摄入或不摄入食品添加剂和着色剂,同时确保成人和小孩都从食物或补充剂中摄入足够的铁、锌、ω-3 脂肪酸等。除此之外,我们需要明白,一些鼓吹对 ADHD 有效的非处方补充剂可能有副作用。

在一些令人感兴趣的研究的支持下,神经反馈,或称大脑生物反馈,在治疗 ADHD 方面越来越受欢迎。然而,这种治疗方法耗费大量时间和金钱,而且迄今还没有证据证明它和药物治疗、行为治疗,甚至体育锻炼一样有效。该治疗方式在严格控制变量的研究中是否依然有效尚不明确。第一个由美国联邦政府资助的与神经反馈相关的重要实验尚在进行中。

除了家长训练,家庭治疗也可能是有效治疗方案的一部分,帮助有 ADHD 患者的家庭消除怨气。在学校的特殊适应措施也应该是整个治疗方案的一部分。美国联邦的法律让患有 ADHD 的孩子有权享受学校的特殊适应措施,而且一些以学校为基础的措施会使这些孩子的症状大有改善。

10　关于"ADHD 复合产业",你需要了解什么?

我们所说的"ADHD复合产业"代表什么？

我们所说的"ADHD复合产业"这个词指的是目前诸多不规范的且未被验证的ADHD治疗方法的混乱市场。这些治疗方法中有的方法可能对某些患者是有效的，但是大部分需要耗费不必要的时间、精力和金钱。更严重的是，它可能会耽误你去发掘更经济、更有效的循证干预治疗方法。正如我们前文提到的，ADHD是长期慢性损伤，你不会想浪费宝贵的精力或者时间，错过任何可能提高你自己或孩子生活质量的机会。

第一个要注意的事项是：消费要谨慎。在本章后面，我们将讨论如何成为一个明智的消费者。现在，我们只想告诉你，如果你患有ADHD，你将会不幸地遇到很多关于此病的大肆宣传。ADHD患者一直以来特别容易成为奸商的目标。焦虑、冲动和粗心的共性可能会使ADHD患者很容易做些会造成严重错误的事情。我们有的时候认为，亚马逊网站的"一键购买"功能就是刻意为ADHD患者设计的。

我们应该避免的特别事项有哪些？

关于这个问题我们可以想到很多。特别应该小心那些看起来特别美好而不真实的承诺，例如一本标题为《鲍勃博士 18天治愈 ADHD 指南》的书里可能出现的承诺。(当你读到这里时就应该知道，那是不可能的。)当你买某些书或参加某些项目，若发现其没有任何可靠、独立的研究项目支持时，你应该三思而后行。这些项目指的是除传统的针对儿童的行为治疗，针对成人的认知-行为治疗，以及美国食品药品管理局认证的药物治疗外的大多数其他治疗方法。

这方面的一个警示故事是曾经大肆宣传的"多尔项目"。这个项目曾经被称为导儿方案(dyslexia dyspraxia attention treatment，DDAT)。这项专利技术被吹捧为能够改善包括ADHD 在内的一系列学习与行为问题。这个项目为英国千万富翁商人温福德·多尔(Wynford Dore)所开发。他的女儿被诊断出患有"阅读障碍"。这个项目包括一系列的练习，每天两次，每次 10 分钟左右，一个疗程为一年到一年半。这些练习包括将游戏沙包扔出去并找回来和站立在平衡板(放置于一个球上的摇晃不定的木板)上。这些练习的目的就是激发小脑,因为小脑与身体协调、时间管理及一些学习方面的能力有关。第一个多尔中心于 2000 年在英国成立,鼎盛时期多尔在英国、澳大利亚和美国建立了 10 多家中心,一个疗程标价 3500 美元甚至更高。2003 年,多尔项目在哥伦比亚广播公司制作并播出的节目《60 分钟时事杂志Ⅱ》(*60 Minutes* Ⅱ)中被称赞过。

后来,多尔项目很快陷入科学家及其辩护者严苛的批评中。国际阅读障碍协会(International Dyslexia Association)声明此类治疗目前并未被证明有效。牛津大学的心理学专家多萝西·毕晓普(Dorothy Bishop)告知儿科医师关于此项目的研究是有很大问题的,而且关于这个昂贵治疗方案的宣传是错误的引导。多尔机构于 2008 年申请破产,使得许多参与此项目的父母陷入了困境。

一年后,此项目的版权被威尔士的橄榄球运动员斯科特·昆内尔(Scott Quinnell)拥有的迪尼沃有限公司买断了。2014年,此项目的网站宣称在得克萨斯州的达拉斯、密西西比州的杰克逊和哈蒂斯堡依然可以开展多尔项目。退一步说,这背后没有可靠的证据。

诊断性脑扫描,至少在可预见的未来,是另一种我们应该避免的复合产业商品。近些年,调查者研究了大量的 ADHD 患者,比较了成百上千名 ADHD 患者的大脑和相同数量的普通儿童大脑的扫描照片。本书出版时,科学奥论认为没有人能够简单地通过查看大脑的照片来判断一个人是否患有 ADHD。这是因为不同的大脑千差万别——由数千亿神经细胞及神经突触构成,微环境也不同。实际上,有些 ADHD 患者的大脑可能并不会显示出与正常大脑的不同,其他有些未患 ADHD 的人的大脑可能会表现出不同。如今的技术和理解水平使得我们还无法仅仅通过脑扫描来诊断任何精神疾病。

然而,以作家和精神病学家丹尼尔·阿门(Daniel Amen)博士为首的一些商人,坚持认为做一次脑扫描检查就可以诊断。在过去的 25 年里,阿门博士依据他的观念建立了一套体系,仅仅依据单光子发射计算机断层显像(single-photon emission computed tomography,SPECT)扫描,不仅可以诊断,而且可以定制个性化治疗方案,这种检查利用核显像建立三维成像。他认为 ADHD 包括 7 种亚型(包括火环型 ADHD 和边缘型 ADHD),而每一种亚型都需要不同的干预措施(主要是不同类型的药物治疗)。

在过去的这些年,医生通过 SPECT 扫描观察内脏器官的功能,最近更是运用它来诊断阿尔茨海默病引起的痴呆。然而,并没有有力的证据支持以这种方法来诊断和治疗 ADHD。事实上,必须要有成千的大脑样本,经过严格的长期临床研究,才能统计 7 种亚型的治疗资料。而且,并没有人发表过此类研究报告。然而,仍然有许多毫不怀疑的家庭愿意接受此类脑扫描,以帮助他们的注意力不集中或者有些狂躁的子女。

一些杰出的神经学家,包括美国宾夕法尼亚大学的玛莎·法拉(Martha Farah)曾经强烈反对此类研究。在《认知神经科学杂志》(*Journal of Cognitive Neuroscience*)刊载的一篇文章《一张照片值 1000 美元》(事实上这低估了 SPECT 扫描检查的费用)中,法拉严厉地指责了此类研究,指出依靠此类研究不能正确地诊断,只能欺骗病患。文中写道:"要么是误导,要么是错误的机会主义,一些企业家针对目前脑扫描的能力做出了不真实的声明。作为认知神经科学家,我们有责任坚持关注行业动态,当我们的科学被歪曲时,我们有责任直言不讳。"

也许在将来的某一天,在大量研究的基础上,研究人员利用复杂的大脑影像学方法通过脑扫描诊断精神异常将成为可能。但就目前来说,我们建议你暂时等待,直到有证据证明这种方法可行时再去做扫描。SPECT 扫描检查不仅昂贵，而且你可能发现自己花了 3000 美元，却只得到了一张精美的照片。此外，为患儿做这项检查还需要注射放射性同位素，这对于儿童来说是有潜在风险的。

计算机训练项目有多大帮助？

计算机辅助的大脑训练在近些年已经成为发展最快的产业之一。上了年纪的婴儿潮一代因为害怕失去优势，所以对这种训练很感兴趣。学习障碍患者的父母也参与其中，希望找到不用药物就能够提高孩子的注意力的方法。研究人员发现，这些项目中的某些内容可能对学龄前儿童是有效的。神经学家和临床医师预计未来某一天，以认知能力（包括工作记忆能力和执行功能）为基础的持续训练，将为 ADHD 干预措施打下坚实的基础。

这里，我们主要将以研究为背景的项目与那些想当然的项目区分开。随着大脑训练项目种类的增加，到本书出版为止，最有实质研究背景的项目是"Cogmed"，一个长达 5 周的高强度训练项目，是瑞典研究者托克尔·克林贝里（Torkel Klingberg）与斯德哥尔摩卡罗林斯卡学院合作开发的。这个项目的目的是提高患者的工作记忆能力（见第 1 章）——这是 ADHD 患者比较薄弱的一种能力，即同时处理多条信息的能力。"Cogmed"项目价格昂贵，且耗费时间。最终的检查需要专门的教练指导完成，这位教练通常是心理学家，收费在 1000～2000 美元。这个项目也需要孩子完成约 40 分钟的训练，每周 5 天，连续 5 周。但是这个项目仍然存在很多问题，而且依旧没有有力的证据证明它能够真正帮助 ADHD 患者。

调查显示，这种训练可能真的能提高患者的工作记忆能力。然而，这种训练能否在现实生活中帮助 ADHD 患者提高学习成绩以及社交能力仍然存在疑问。关于"Cogmed"项目的独立研究有限，目前的独立研究的观点相对于最初的宣传要悲观得多。

很多其他种类的大脑训练项目更加不靠谱。特别是一些以家庭为基础的神经反馈训练。这种训练使用的机器已经被智能大脑技术（SmartBrain Technologies）和学习曲线（Learning Curve）等公司推向了市场。这些公司出售一些机器，声称这些机器可以刺激神经元，并持久改善患者的注意力、记忆力、情绪、控制力、疼痛、睡眠及其他问题。有一家位于北卡罗来纳州的名为"Unique Logic and Technology"（独一无二的逻辑技术）的公司声称它已经卖出了数千台名为"玩转注意力"（Play Attention）的机器，每台售价 1800 美元。该公司的广告称这种机器有"复杂而先进的神经反馈"，能够提高孩子的注意力、行为表现、成绩和社交能力。

美国食品药品管理局将所有的生物反馈仪归为医疗设备。目前，生物反馈仪唯一被认可的用途是能使人放松。国际神经反馈与研究协会（International Society for Neurofeedback and Research）的发言人称，除非有专业人士指导，否则永远不应在家中自行使用神经反馈仪，因为不规范的使用可能会影响药物治疗的效果，加重患者的焦虑程度，甚至引发癫痫。

什么是教练训练？ 它能给 ADHD 患者带来多大的帮助？

在过去 20 年间，一个充满活力的"生活辅导"产业出现在美国，其中有一类专门针对 ADHD 患者。一些不想参加传统的心理治疗的成年 ADHD 患者的确会从这些教练身上获益，这些教练仅仅帮助他们解决现实问题，例如时间控制、工作表现、账单处理，以及对抗压力，同时在某些方面也会帮助他们设立一些长远的目标。教练的辅导可能会通过电话或者面对面会议来完成，相对于传统的心理治疗，更具有弹性。跟其他类型的治疗不同，生活教练并不在健康保险计划的覆盖范围内。南锡·拉特(Nancy Ratey)是一位有影响力的 ADHD 教练，她说过，这种辅导基于"健康"模式，旨在提高没有明显心理障碍的个体的日常生活能力，以及他们的幸福感。这种训练更像是教育过程，而不是治疗过程。换句话说，伴随有严重焦虑、抑郁和物质滥用等问题的 ADHD 患者，首先应该从诊于有资质的心理治疗师。

教练训练产业最主要的问题，至少到目前为止，就是缺乏标准和监督。不像心理治疗师、精神科医师、社会工作者及婚姻与家庭咨询师等那样，目前没有专门针对教练的教育要求或认证程序等。教练可以被任何一家专业机构认证，最大的 ADHD 教练组织发布了成为一名合格的兼职教练、全职教练或专家教练应当分别具备哪些方面和哪种程度的经验。这些教练的认证不是必需的，很多自称教练的人是没有得到认证的。更重要的是，相对于药物治疗和行为治疗的大量严谨的理论基础和科研支持来说，目前没有科学研究证明生活教练对 ADHD 患者是有帮助的。

其他 ADHD 治疗手段有什么作用？

其他针对 ADHD(以及许多其他疾病,如自闭症和焦虑症等)的非传统治疗方法太多,很难全部列出。例如,圣约翰草补充剂、与海豚一起游泳、按摩、音乐训练班、针灸以及螯合疗法(将铅以及其他矿物质从体内去除掉)等。这些作为补充和替代治疗手段的一类治疗方法,在那些对传统药物治疗持怀疑态度的美国人当中很受欢迎。

不幸的是,最近的研究发现,无论哪一种补充和替代治疗手段,包括脊椎按摩治疗、针灸、经颅磁刺激、人智学疗法、暴露于绿色空间(被称为注意力恢复疗法)和顺势疗法,都没有成为一线治疗方法的有效证据。ADHD 带来了一个非常复杂的复合产业,所以,谨慎寻找治疗方法是很有必要的。

正念冥想治疗 ADHD 有依据吗？

"正念"练习,包括冥想、瑜伽等,在全球范围内越来越受欢迎。一项 2007 年的美国全国健康调查显示,每天有超过 2000

万美国人进行有规律的冥想,还有超过 1300 万美国人练习瑜
伽。这些训练注意力的练习对于这方面有困难的人是有帮助
的,事实上,研究这个问题的研究员也公布了很多有趣的结果。
2008 年,加州大学洛杉矶分校正念研究中心(Mindfulness Re-
search Center)的一组研究人员公布了以 24 名成年 ADHD 患
者和 8 名青少年 ADHD 患者为对象的初步研究。他们发现经
过 3 个月的训练,患者自评的 ADHD 症状,如焦虑、抑郁和压
力等方面都得到了很大的改善。虽然这项研究缺乏对照组,但
是澳大利亚的一项规模更大的研究发现了类似的改善。同时,
2010 年杜克大学的一项试点研究发现,成年期或青春期
ADHD 患者经过正念训练后可以在工作记忆能力或转移注意
力等方面得到改善。

我们相信该领域的这些数据令人鼓舞,但仍不能就此下结
论。在一个适当的环境中,对于那些难以静坐的 ADHD 患者
来说,正念练习甚至瑜伽都可能会减轻他们的压力和焦虑——
大多数 ADHD 患者都有这两大问题。这个理由足够将它列为
行为治疗,但不能用它替代主流的行为治疗、认知-行为治疗
(针对成人)以及药物治疗。

一些临床医师致力于将正念治疗的理念推广到 ADHD 患

儿家庭的家长管理干预中，这种理念包括在情绪激动时对其他选择深思熟虑，不要让强烈的情绪影响判断或匆忙采取行动。马克·伯廷（Mark Bertin）是一位对这方面很感兴趣的儿科医师，他根据已有研究制定了一些颇有前景的训练模式，但是这些训练仍需要更多更好的研究提供确凿的证据。

何时求助职业治疗师是明智的？

一名职业治疗师（occupational therapist，OT）是儿童治疗团队中宝贵的一员。更坦率地说，职业治疗师每小时收费远低于临床医师以及心理治疗师，而且能够帮助孩子练习并提高各种技能，如书写、穿鞋、接球和扔球、与其他孩子交流、整理书包等。一般来说，职业治疗师具有硕士研究生学历，还由州政府进行专业认证并颁发执照。一些职业治疗师在学校工作，另外一些在医院、诊所或者私人工作室等处工作。

职业治疗师常常不仅在一些传统领域的组织内工作，也在其他领域工作，这些领域的工作之间常常也存在一些争议。例如，有些职业治疗师用一些调节感觉输入的方法，如控制旋转动作以及平衡训练等来治疗有感觉处理障碍的儿童（见第 4

章）。但这些方法并没有证据支持。另外，有科学研究支持职业治疗师为那些长期不堪重负的孩子设计的练习项目，包括引导他们在课间进行"感官休息"，或者如果受不了食堂的喧嚣就在食堂外吃午餐。

怎样成为一名睿智的消费者？

你可以用很多种办法避免陷入贪婪的商人和其他 ADHD 复合产业的骗局。

你应该持续学习并成为自己或自己孩子的大脑专家。当你怀疑自己或孩子可能患有 ADHD 时，你应该去寻找那些高质量的资源（本书及本书末尾列出的其他书籍和网站都能够提供帮助）。当你上网时，请对网址域名后缀为".com"的网站持怀疑态度。请记住，域名后缀".com"意味着商业网站，请选择网址域名后缀为".gov"或".edu"的网站。

下一步就是诊断的问题。请咨询你身边的临床医师，向儿科医师或内科医师咨询，或者向与你处境相同但有更多经验的 ADHD 患儿家庭请教，又或者联系当地的 ADHD 支持小组，打听你的社区内最好的心理健康专家。

当你约见专家时，请不要害怕询问他们的临床经验以及教育经历（比如，是否支持药物治疗，是否有行为治疗方面的经验）。最好要问他们曾经治疗过多少 ADHD 患者，以及他们的教育背景和专业培训情况。另外，看起来可能非常难以置信，可以问他们是否相信 ADHD 真的存在！

在第一次会面前请组织好你的问题和所关心的方方面面。如果治疗师跟你聊天不到 15 分钟就得出是否患 ADHD 的结论，请不要接受这个结论。请花时间寻找更加严谨的治疗师。

同样，寻找专业治疗师时，请一定要求其提供专业资质证书。你可以在当地的医院寻求转诊或咨询美国职业治疗协会（American Occupational Therapy Association）。请警惕那些把所有 ADHD（和大多数其他儿童精神卫生疾病）症状解释为感觉处理障碍的机构。如果你寻求神经反馈治疗，请遵循类似的途径。在这种情况下，最好从专业网络，例如生物反馈认证国际联盟（Biofeedback Certification International Alliance）网站开始寻找治疗师。不要仅仅在网络上看过一些广告后就草率地做出购买项目、仪器、书籍、补充剂或治疗课程等的仓促决定。如果有此意向，请给自己一段冷静思考的时间，也不要在晚上或酒后做出决定。

关注：ADHD 复合产业

ADHD 复合产业这个概念指的是有助于治愈 ADHD 或减轻 ADHD 症状的治疗、项目、服务和福利政策这一不断扩展的市场。消费者应该提高警惕，多学习相关知识并提高自控力，避免受惑于所谓的"万能药"。考虑到 ADHD 患者容易冲动、焦虑，他们可能成为那些肆无忌惮、不受监管的商人的目标，那些"万能草药"、奇异的锻炼方法及所谓的诊断性脑扫描都没有科学依据。我们前文描述到的某些方法，包括职业疗法、生活辅导等对于某些人可能有不错的效果。但是，我们之所以把这些疗法归纳于本章节，是因为它们仍然缺少科学依据，而且每位治疗师的治疗方法千差万别。同样，我们强调认知训练对提高工作记忆能力有帮助，尽管有研究证明其有效，但我们相信它的疗效被夸大了。使用这些不可靠的治疗方法的最大风险就是，你可能会浪费很多时间、精力和金钱去追寻这些可能效果远不及传统的行为治疗、认知-行为治疗及药物治疗的治疗方法。

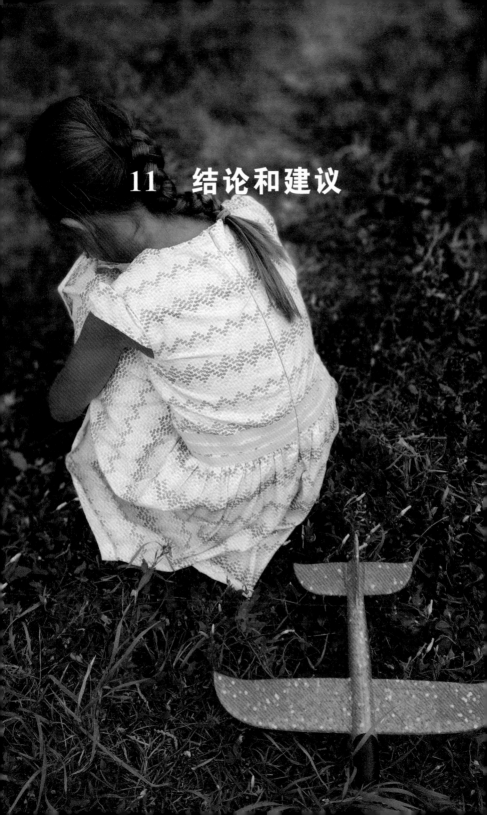

11　结论和建议

美国的 ADHD 诊断率会继续上升吗?

说实在的,真的会。令人震惊的是,至少目前,每 5 名美国男孩中就有 1 名被诊断出患有 ADHD。我们相信,这个比例将来可能会上升到每 4 名男孩就有 1 名确诊。更糟的是,可能在下一个 10 年里每 3 名就会有 1 名确诊。在美国南方的一些州,男孩的 ADHD 患病率实际上已经很高了。冷静思考一下,是哪些重要因素推动了患病率的骤升?

美国教室里的表现压力几乎没有减弱的迹象。

考入知名大学的难度越来越大,尤其是面对日益增长的国内和国际学生的竞争。一些家长和学生想方设法让考生得到 ADHD 诊断,以便享受大学入学考试和分级考试的优惠政策,以及得到 ADHD 治疗药物,以提高考试成绩。

成人已经成为 ADHD 诊断和药物治疗中增长最快的群体,相对于儿童来说还有增长空间。

成人的 ADHD 诊断率还没有达到其年龄范围内

的可能患病率。

学龄前儿童已经成了一个全新的市场。

美国儿科学会在 2011 年发布的指南中，将儿童接受 ADHD 诊断和治疗的最低年龄降低了。在以前的指南中，儿童从 6 岁开始可以接受 ADHD 诊断，而新的指南已经将这一年龄降到了 4 岁。美国儿科学会申明已经有新证据证实 ADHD 可以在患儿更年幼

家长和老师应该给予学龄前儿童足够的关注
Photo by Jelleke Vanooteghem on Unsplash

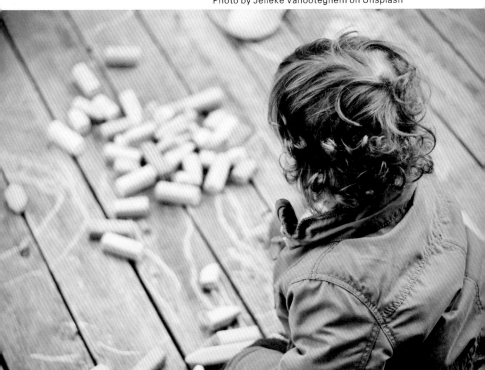

时被发现，并强调他们应该尽早开始接受治疗。另外一个因素是，全世界的人极其关注儿童在进入幼儿园前和准备进入幼儿园期间的培训课程，并做了巨大的投资，促进了学龄前儿童的 ADHD 诊断。随着学前教育招生规模的扩大，越来越多的老师要求注意力不集中的学龄前儿童能安静地坐下来。如果没有给予学龄前儿童足够的关注，4 岁以上学龄前儿童的 ADHD 诊断率可能会急速上升。

现在比以前更容易得到 ADHD 诊断。

2013 年发布的这一版《精神障碍诊断与统计手册》进一步放宽了 ADHD 的诊断标准，这种趋势还会继续下去。例如，症状现在可在 12 岁前出现，而不是在儿童早期。又如，以前临床医师认为需有功能损害出现于一个以上场合才能诊断，而现在认为只要有几个症状出现于一个以上场合即可诊断。目前，17 岁及以上的人只要出现 5 个症状即可诊断，代替了以前要求的 6 个症状，当然，幼儿还是必须出现 6 个症状才能诊断。有些改变是以研究结果为基础的，即使它们降低了临床诊断标准。

越来越多的早产儿和低体重儿出生并存活下来。

低出生体重是 ADHD 的一个重要诱因。从 1980 年到 2006 年,低体重儿增加缓慢,占新生儿的 8.3%,增长率已趋于平稳。研究表明,1980 年后寻求生育治疗的女性人数增长是多胎新生儿增加的部分原因,同时,单胎新生儿中低体重儿的比例也有所增加,提高了低体重儿的比例。随着医疗水平的提高,在高危妊娠中存活下来的新生儿也越来越多,他们大多数是早产儿且体重低。

扩大医疗保险的覆盖范围使得更多的临床医师愿意诊断和治疗 ADHD。

如果美国的《平价医疗法》(Affordable Care Act)继续合法和公正地存在,将使得 ADHD 诊断人数激增。这部法案增加了社会服务的比重,也扩大了父母的医疗保险覆盖范围,可覆盖已成年的年轻子女,同时扩大医疗补助计划,也要求必须覆盖先前已有的疾病。

从这些因素来看,美国的 ADHD 诊断量和治疗量(包括新的药物处方)可能会继续增加,甚至可能引领其他国家。遏制ADHD的诊断量和治疗量大幅增加的最大可能性因素是公众强烈反对这种看似流行的疾病,尤其是反对毫无疑问夸大了整体诊断率的草率诊断。如果滥用兴奋药及由此引发的事故的报道继续增加,公众的警惕可能会迫使专业组织加强对ADHD诊断和治疗的限制。同时,面对诊断数量的激增,美国的全国性学术检测公司和大学监管会将做出反应,可能会收紧考试优惠政策。

另一股反对的力量可能来自经济学家所称的"需求冲击",越来越多的美国患者要从越来越少的训练有素的专业人员那里寻求评估和治疗。另外,如果经济又一次下滑进入萧条时期,特别是医疗保险中自费的比例提高,那么,ADHD的诊断和治疗可能会被看成"奢侈消费"。

考虑到以上所有因素的共同作用,我们预计在不久的未来ADHD诊断率的增长趋势不会减缓。但即便如此,我们期待(当然欢迎)美国ADHD诊断率在未来几年里保持平稳,甚至下降到其他国家的水平。我们也鼓励真正有问题的人寻求诊断和治疗,并殷切希望专业人员能遵守更严格的诊断和治疗标准,从源头上减少有争议的诊断。

大型医药企业对 ADHD 的诊断究竟有多大的影响？

好吧，让我们来计算一下。无论在美国还是在国际上，大型制药公司都非常善于拓展 ADHD 药物治疗市场。有影响力的大型制药公司还赞助了科学研究，向该领域内的顶尖专家支付高额咨询费，免费供给药物样品给儿科医师，提供大笔经费给美国的宣传机构，例如儿童和成人注意缺陷多动障碍组织（每年年会的宣传旗、手提袋及器材），甚至为 ADHD 患儿的母亲们在脸谱（Facebook）上建立主页。而普通消费者每天都有可能在流行杂志上看到有影响力的广告。如《人物》（*People*）杂志展示了这样的场景：服药后的孩子在愉快地做家务或者学习。

希望我们并没有表现得愤世嫉俗。事实上只有两个发达国家——美国和新西兰允许制药公司直接面向消费者进行处方药品宣传。在 20 世纪 90 年代末之前，药品广告只能刊登于医学杂志上。现在却不一样了，美国食品药品管理局允许药品广告直接面向消费者进行宣传了。美国制药公司每年都要花费数十亿美元，尽他们的最大努力抓住机会直接面向消费者做广告。

我们认为电视和互联网的这些广告有利于治疗，且有可能减少了患者的病耻感。但同时我们也担心这些广告推动了包括 ADHD 在内的一些疾病的过度诊断。这些药品广告总在新的、昂贵的专利药品上市时大量涌现，当市场上出现便宜的仿制药时，广告就销声匿迹了。

医学杂志社也能从中获利。就像 2013 年《纽约时报》刊载的一篇标题为《兜售"注意缺陷障碍"》的文章所说的，在该领域的一本重要的学术杂志《美国儿童与青少年精神病学会杂志》上，从 1990 年至 1993 年并没有刊登 ADHD 药物广告，而 10 年后每年都会刊登大约 100 页此类广告。《泰晤士报》描述了 2009 年一则关于非兴奋类药物盐酸胍法辛缓释片（Intuniv）的广告，展现的是一个穿着怪兽服装的男孩脱下了毛茸茸的面罩后对着镜头微笑，还配有这样的字幕："里面住着一个很棒的孩子。"药物的副作用也按照要求列出来了，却出乎意料地把字打印得非常小。

其他一些针对消费者的推销手段比较隐晦。在"麦克尼尔医院儿科的 ADHD 母亲"的脸谱主页中，ADHD 患儿的母亲们鼓吹药物治疗的好处已经成为一大特征。我们必须仔细看才能发现该网页是制药公司赞助创建的。米歇尔·古德曼-贝蒂（Michelle Goodman-Beatty），一位有 4 个孩子、在网上拥有 8000 多名粉丝的母亲，她写道："我儿子在晚饭后，坐着玩了几个小时的乐高积木，他看起来如此快乐和平静，我转身对我丈夫说'我们做得很好'。"该网页上还有一位母亲说 ADHD 药物治疗减少了物质滥用——我们知道这还没有被研究证实。该网页上还有一位儿科医师的评论，他让母亲坚持给孩子在周末、法定假期及学校假期服用兴奋药，这与很多 ADHD 专家的共识相悖，他们建议为儿童设置药物治疗休息期。

从 2000 年开始，美国食品药品管理局多次对虚假广告和有误导作用的广告进行了惩处，责令制药公司撤回一些虚假的、夸大药物治疗效果的广告。如《纽约时报》报道过，在 2013 年初，夏尔制药公司同意支付 5750 万美元的罚款，部分原因是该公司对几种药品做了不合适的广告（包括对毫无依据的疗效的宣扬），这些药物包括二甲磺酸赖右苯丙胺（Vyvanse）、阿得拉缓释胶囊（Adderall XR）、哌醋甲酯（Daytrana，一种通过皮肤吸收兴奋药的贴片）。

美国各州政策对 ADHD 诊断率的上升是否有影响？ 如果有，是哪些？

在第 6 章，我们已经讲述了在最近几年有一个重要的方式影响了州政策：有些州通过问责法案将考试成绩放在首要位置，学校对注意力分散的学生施加压力，让他们得到诊断和治疗，尤其是低收入家庭的学生因此获得诊断和治疗，这些导致了 ADHD 的诊断率迅速攀升。

然而，最近也有一些州已制定了相关法律阻止 ADHD 诊断和药物治疗进一步增加。这些法律中有一部分是患儿的父母清楚了解了一些与药物有关的臭名昭著的案例，游说州政府官员后制定的。例如，在 2000 年有一个出名的案例，密歇根州的一位县法医指证一名男孩因服用利他林治疗 ADHD 而心脏病发作并死亡。男孩名叫马修·史密斯（Matthew Smith），当时 14 岁，服用利他林 10 年。同年，在康涅狄格州，新迦南学区告知希拉·马修斯（Sheila Matthews），她 7 岁的儿子患有 ADHD，需要接受药物治疗。马修斯拒绝学校的指导，而寻找同盟者反对学校介入诊断。

美国的州政府和立法机构对 ADHD 药物治疗的强烈谴责早在 1999 年就开始了。当年,科罗拉多州教育委员会通过了一项决议,督促学校人事部门用教育方法,而不是用治疗精神疾病的药物来治疗有关行为、注意力和学习方面的障碍,一些州政府和立法机构表示支持,之后全美国 28 个州提出了至少45 项提案和决议,其中有些已经正式立法,有些还在等候判定。

在 2001 年初,由康涅狄格州领导的一个由 14 个州组成的特别专案组专门颁布了法律,保障了不愿让孩子接受药物治疗的家长的权利,并减小老师和学校方面对学生进行药物治疗的影响。这些州政府针对这些问题制定了三个策略:严禁学校雇员推荐药物治疗,禁止学校在入学条件中要求确诊的学生服用抗精神病药物,保证学校不以忽视儿童罪起诉拒绝让孩子服用药物的家长。

这些法律具有很大的影响力。这 14 个州相比其他州而言,没有出现 ADHD 诊断率急速上升的情况。从 2003 年到2012 年,尽管其他州的 ADHD 诊断率快速上升,但这 14 个州的 ADHD 诊断率都与过去持平。

在这个问题上,我们认为老师应该成为学生 ADHD 评估中的一员。因为没有老师提供的信息,我们不可能判断学生在学校是否表现出功能损害,不利于 ADHD 的诊断。同时,学校大部分老师没有接受过足够的相关训练,没有能力给患儿父母提供药物治疗咨询,而且也不应该这么做。

我们需要做些什么来增进对女性 ADHD 的理解?

在第 6 章,我们讨论了关于患有 ADHD 的女孩和妇女面临的一些潜在的严重后果,由于症状比较隐蔽,她们通常得不到诊断和治疗。考虑到和男孩相比,女孩患有 ADHD 更不容易被发现,特别是女孩有出现焦虑症、抑郁症、进食障碍和自残等并发症的危险,我们将来应该对女性 ADHD 患者做更多研究,媒体也应该给予更多关注。特别是精神卫生专家、学校雇员和患者家长应该逐渐认识到,女孩也会患上 ADHD 并且容易受症状影响,即使有很多女孩的症状仅表现为组织性和注意力方面的细微差别,而不是严重的冲动或者多动行为。

有这样一个挑战,患有 ADHD 的典型男孩和男人都已经相当出名了,如大卫·尼尔曼、金·凯瑞(Jim Carrey)、迈克

尔·菲尔普斯、詹姆斯·卡维尔（James Carville），但患有
ADHD 的女性并不是如此成功，即使帕里斯·希尔顿（Paris
Hilton）的名字也频频曝光。当 ADHD 患者展示他们的幸福
和成就时，人们很难重视 ADHD 的严重风险。提高对女性
ADHD 的认知的时候，我们还需要强调目前 ADHD 的主要有
据可依的治疗方法对女性和对男性是一样有效的。

　　出于对面临特殊困难的女性 ADHD 患者的关心，一些心
理健康专家主张对她们进行特殊治疗，包括重新定义 ADHD。
这些建议包括扩大症状范畴，将在女孩中多见的"说话过多，啰
嗦"这一症状囊括进去，以及降低女性 ADHD 诊断标准中对症
状种数的要求。但为了证明这个变化的合理性，我们希望研究
者能证明降低女性 ADHD 诊断的症状门槛是因为其症状造成
的功能损害更严重。到目前为止，这方面的研究还是不明
确的。

　　对 ADHD 定义的任何改变都会带来一个两难的境地。一
方面，如果让女孩遵循与男孩同样的诊断标准，就意味着有些
真正遭受功能损害的女孩得不到治疗；另一方面，在目前已经
有很多不必要诊断的基础上，放宽诊断标准又会像进一步打开
水闸一样，增加更多不必要的诊断。虽然我们认为目前应采取

更多行动来增加大众对患有 ADHD 的女孩的特殊困境的认识，但我们并不提倡改变 ADHD 诊断标准以确保她们能得到诊断和帮助。

现在 ADHD 的高诊断率和我们的文化有怎样的关系？ 是否需要重视？

如果你将本书从头翻阅到这里，你应该很容易就能猜到答案了。我们认为，这就是一种警示。ADHD 诊断率惊人地快速增长——特别是全美国对 ADHD 的过度诊断，就是对 21 世纪美国的这种现象最好的说明。

请相信，有些警示是有积极意义的。ADHD 的高诊断率意味着数以百万计的家庭正在勇敢地面对孩子患精神疾病的病耻感并寻求帮助，可能在这个寻求帮助的过程中，病耻感和沉默才会慢慢减少。这也告诉我们，医生应该知道得更多，知道怎样去识别和帮助这些身心受到重大创伤的患者。同时，这也告诉我们，我们中的大多数人正在试图了解并接受人类大脑多样性带来的严峻挑战，而且在许多情况下，我们应该调整我们的期望，至少在某些情况下，通过调整我们的教室和办公地点来适应这些不同。

在不久的将来,美国的 ADHD 诊断率很有可能会高于 25%。我们必须理解,除了我们有动机得到诊断机会(可以获得学校的援助和政府的优惠政策)之外,可能也是因为我们进化中的大脑与生活方式不匹配。还有一个明显的问题,正像我们在第 3 章提过的,日益严重的空气污染和水污染,也可能是 ADHD 患儿出生数量增加的原因。如此高的诊断率也告诉我们,我们应该提供更多更好的产前护理,以减少低体重儿的高出生率,并且尽可能控制可能导致多胎的过度生育治疗。不断上升的 ADHD 诊断率还告诉我们,我们应该尽最大可能减少青少年怀孕,提高孕妇的营养水平,对孕妇进行更好的教育,因为孕期抽烟、酗酒与下一代患有 ADHD 之间有密切关系。

最后,就像我们建议的,ADHD 诊断率的上升也强烈表明,对于这个越来越多地将孩子学业的成功与高利害关系的标准化考试成绩联系在一起的教育系统,我们应该重新审视和配置。学生持续面临这些巨大的压力,使他们的生活变得匆忙,充满竞争且不快乐。回想到加利福尼亚州几所经费充足的高中的毕业生,即使因药物副作用而住院的人在持续增加,每 10 名学生中也有 4 名服用处方兴奋药来辅助学习,这真是特别讽刺和悲哀。

无论是不是 ADHD 患者,学生都值得拥有更好的学校、老师和教育政策,以适应每个学生的学习方式,我们不应该狭隘地只关注标准化考试成绩,而应该用更有人性和创造性的策略来挖掘学生潜力,激励他们学习。我们都支持较高的学术标准,包括州共同核心课程标准(common core),但"不考高分就失败"的政策带来了出乎意料的不良后果,比如在美国贫困生中,ADHD 诊断率快速上升。

考试施加给学生的压力可能带来负面影响
Photo by lecroitg on Pixabay

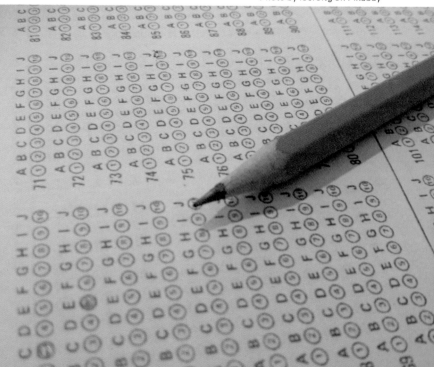

在这点上,对那些焦躁不安、容易厌倦的孩子来说,他们可能会有所受益,特殊优惠设计和政策常常使他们在同学面前也能展现出自己最好的一面。这些设计和政策可能包括减少机械的家庭作业,给予更多的正强化,增加日常体育活动,增加不需要静坐的活动,如团队项目。请注意,我们并不是在提倡一种宽松的开放式教学方式。通常来说,即使对完成目标任务有很高的期望,但只要任务安排得当,并且大部分患 ADHD 的学生处于温暖并受到充分理解和鼓励的环境中,他们就会尽自己的最大努力去完成任务。

那些能够防止 ADHD 过度诊断和诊断不足,以及促进 ADHD 治疗的明智而实事求是的政策是怎样的呢?

事实上,目前有证据明确证实了很多美国儿童被误诊为患有 ADHD 或接受过度的 ADHD 药物治疗。2000 年,《美国儿童与青少年精神病学会杂志》发布了一项重要的研究,在美国东南部大烟山地区开展的大样本研究发现,超过一半的孩子在服用兴奋药,却并没有接受过 ADHD 诊断。

问题不在于缺乏专业的诊断标准。美国儿科学会和美国儿童与青少年精神病学会都提供了非常详细的诊断标准。但大多数时候，多数医生并没有遵守标准。整个美国常用的方法是进行时长不到 15 分钟的草率评估。遗憾的是，这种评估最终不仅大量提升了 ADHD 诊断率，同时也漏诊了许多真正需要治疗的孩子。

主要的问题是，大多数进行 ADHD 诊断的心理学专家和开处方药的医生没有接受过足够的培训，也没有因为他们仔细检查患者的情况而获得相应的补贴。他们的初衷是希望在诊室内进行快速诊断，而非进行全面的诊断评估。这些全面的评估需要家长和老师等提供不同角度的资料，使医生了解儿童或成人在诊室外的表现。这些医生通常缺乏激励措施来追踪患者的用药情况，也没有追踪副作用是否对药物治疗的作用产生了影响。行为治疗应该是 ADHD 患儿治疗的重要部分，但目前几乎没人愿意采取行为治疗，这是由于很少有医疗保险公司愿意报销其费用，而且也没有足够的训练有素的专业人员开展这方面的工作。

除了误诊之外，还存在其他问题，例如不周全的政策导致未患 ADHD 的人为了享受学校和国家考试特殊政策而寻求 ADHD 诊断。大学和考试机构应该采取更严格的方法来判断谁能享有考试的一些特殊优惠政策。我们可以提供一个有趣的解决方案,即可以将考试特殊优惠政策给予任何愿意申请的人,但他们的考试成绩后面必须附上官方证明,说明他们接受了考试特殊优惠政策。如此一来,就不会有那么多人愿意刻意申请考试特殊优惠政策了。

关于建立未来标准诊断模式,我们最欣赏加利福尼亚州北部地区由凯撒医疗集团健康维护组织(health maintenance organization, HMO)建立的"ADHD 最佳执业委员会"。在过去 20 年里,他们引领医生和心理学家建立了一套利用自己的特殊资源,基于循证医学的 ADHD 评估标准和治疗方法,此标准和方法的质量优于私人从业者的标准和方法。例如,他们推荐青少年前期的孩子与其他孩子在同一个小组里进行评估。这样他们会比在传统的被成人包围的临床医师的诊室里表现得更自然。该委员会也制定了自己的标准量表来收集来自老师和家长的信息。此模式最大的好处是,任何 ADHD 患儿的诊断都不是由某一位心理学家、某一名社会工作者或者某一位执业医师做出的,而是由一个有资质、训练有素的能迅速做出诊断并可以排除类 ADHD 症状的团队做出的。凯撒医疗集团健康维护组织的部分机构同时还提供家长指导和行为治疗作为其治疗方案的一部分。

关注：未来

近年出现的 ADHD 诊断和治疗热潮很可能还要持续好几年。原因很多，包括最近诊断标准的降低，来自政府的财政支持和教育方面的特殊优惠政策等驱动力的影响，来自有害物质的污染和青少年怀孕问题的影响，以及不断增加的国际竞争压力，这些都对学习和工作造成了日益强烈的冲击。主要的制药公司也成了这股浪潮中的弄潮儿，它们赞助 ADHD 研究，不论是对精神健康专业人员还是对普通民众，都过度吹捧了兴奋药治疗。美国各州和联邦政府的法律将继续产生较强的影响。另外，教育政策使学校的资金和标准化测试的成绩挂钩，学校就会在压力下更积极地筛查和治疗落后的学生，这提高了ADHD 诊断率，尤其提高了来自贫困家庭的孩子的 ADHD 诊断率。但近年来，美国一些州已颁布法律禁止老师和学生家长讨论药物治疗，相对于没有出台这类法律的州，药物治疗的巨大影响力已经减小了。然而，有一个问题是，这些法律是否就将老师排除在评估过程之外了，而老师往往能够提供对评估非常有价值的信息。

　　逐渐提高对女性 ADHD 的认识,在将来也会提高其诊断率,这可能对以前患有 ADHD 却漏诊的女孩和妇女是有价值的帮助。总的来说,现代 ADHD 的流行已经发出了对我们的流行文化不利的警示。给在一线工作的心理健康专业人员提供更多更好的培训及合理的报酬可能是一个强有力的解决方案。这些方式可能会帮助从业人员遵守职业标准,关注真正需要帮助的人群,为他们提供基于循证医学的治疗,从而减少那些促进 ADHD 诊断率攀升的草率诊断。

延伸阅读

图书

Ashley, S. (2005). *The ADD and ADHD Answer Book : Professional Answers to* 275 *of the Top Questions Parents Ask.* Naperville, IL: Sourcebooks.

Barkley, R. A. (2000). *Taking Charge of ADHD : The Complete , Authoritative Guide for Parents.* New York, NY: Guilford Press.

Barkley, R. A. (2012). *Executive Functions : What They Are , How They Work , and Why They Evolved.* New York, NY: Guilford Press.

Barkley, R. A. (2013). *Defiant Children : A Clinician's Manual for Assessment and Parent Training.* New York, NY: Guilford Press.

Barkley, R. A. (Ed.). (2015). *Attention Deficit Hyperac-*

tivity Disorder: *A Handbook for Diagnosis and Treatment* (4th ed.). New York, NY: Guilford Press.

Beauchaine, T. P. , & Hinshaw, S. P. (2013). *Child and Adolescent Psychopathology* (2nd ed.). Hoboken, NJ: Wiley.

Beauchaine, T. P. , & Hinshaw, S. P. (Eds.). (2015). *Oxford Handbook of Externalizing Spectrum Disorders*. New York, NY: Oxford University Press.

Brown, T. E. (2013). *A New Understanding of ADHD in Children and Adults*: *Executive Function Deficits*. New York, NY: Routledge.

Brown, T. E. (2014). *Smart but Stuck*: *Emotions in Teens and Adults with ADHD*. San Francisco, CA: Jossey-Bass / Wiley.

Denevi, T. (2014). *Hyper*: *A Personal History of ADHD*. New York, NY: Simon & Schuster.

Ellison, K. (2010). *Buzz*: *A Year of Paying Attention*. New York, NY: Hyperion Voice.

Greene, R. (2005). *The Explosive Child*: *Understanding and Helping Easily Frustrated*, "*Chronically Inflexible*" *Children*. New York, NY: Harper Paperbacks.

Hallowell, E. , & Jensen, P. S. (2010). *Superparenting for ADD: An Innovative Approach to Raising Your Distracted Child*. New York, NY: Ballantine.

Hallowell, E. , & Ratey, J. (2011). *Driven to Distraction: Recognizing and Coping with Attention Deficit Disorder* (Rev. ed.). New York, NY: Anchor.

Harris, J. R. (1998). *The Nurture Assumption: Why Children Turn Out the Way They Do*. New York, NY: The Free Press.

Hinshaw, S. P. (2007). *The Mark of Shame: Stigma of Mental illness and an Agenda for Change*. New York, NY: Oxford University Press.

Hinshaw, S. P. (2009). *The Triple Bind: Saving Our Teenage Girls From Today's Pressures*. New York, NY: Ballantine.

Hinshaw, S. P. , & Scheffler, R. M. (2014). *The ADHD Explosion: Myths, Medication, Money, and Today's Push for Performance*. New York, NY: Oxford University Press.

Mate, G. (1999). *Scattered: How Attention Deficit Disorder Originates and What You Can Do About It*. New

York, NY: Penguin.

Mischel, W. (2014). *The Marshmallow Test: Mastering Self-Control*. New York, NY: Little, Brown.

Monastra, V. J. (2005). *Parenting Children With ADHD: 10 Lessons That Medicine Cannot Teach*. Washington, DC: American Psychological Association.

Nadeau, K. G., Littman, E. B., & Quinn, P. O. (2015). *Understanding Girls With ADHD* (2nd ed). Washington, DC: Advantage Books.

Neven, R. S., Anderson, V., & Godber, T. (2002). *Rethinking ADHD: Integrated Approaches to Helping Children at Home and School*. Crows Nest, Australia: Allen & Unwin.

Newmark, S. D. (2010). *ADHD Without Drugs: A Guide to the Natural Care of Children With ADHD*. Tucson, AZ: Nurtured Heart.

Nigg, J. T. (2006). *What Causes ADHD: Understanding What Goes Wrong and Why*. New York, NY: Guilford Press.

Pera, G. (2008). *Is It You, Me, or Adult A. D. D.? Stopping the Roller Coaster When Someone You Love Has*

Attention Deficit Disorder. San Francisco, CA: 101 Alarm Press.

Pfiffner, L. J. (2011). *All About ADHD: The Complete Practical Guide for Classroom Teachers* (2nd ed.). New York, NY: Scholastic Professional Books.

Power, T. J., Karustis, J. L., & Habboushe, D. F. (2001). *Homework Success for Children With ADHD: A Family-School Intervention Program*. New York, NY: Guilford Press.

Quinn, P. (2011). *100 Questions and Answers About Attention Deficit Hyperactivity (ADHD) in Women and Girls*. Sudbury, MA: Quinn & Bartlett.

Ratey, J. J., with Hagerman, E. (2008). *Spark: The Revolutionary New Science of Exercise and the Brain*. New York, NY: Little, Brown.

Rose, L. T., with Ellison, K. (2013). *Square Peg: My Story and What It Means for Raising Innovators, Visionaries, and Out-of-the-Box Thinkers*. New York, NY: Hyperion.

Safren, S. A., Sprich, S., Perlman, C. A., & Otto, M. W. (2005). *Mastering Your Adult ADHD: A Cognitive-*

Behavioral Treatment Program. New York, NY: Oxford University Press.

Solanto, M. V. (2011). *Cognitive-Behavioral Therapy for Adult ADHD: Targeting Executive Dysfunction*. New York, NY: Guilford Press.

Sparrow, E. P., & Erhardt, D. (2014). *Essentials of ADHD Assessment for Children and Adolescents*. Hoboken, NJ: Wiley.

Taylor, B. E. S. (2007). *ADHD and Me: What I Learned From Lighting Fires at the Dinner Table*. Oakland, CA: New Harbinger.

Taylor, J. F. (2006). *The Survival Guide for Kids With ADD or ADHD*. Minneapolis, MN: Free Spirit.

Tuckman, A. (2009). *More Attention, Less Deficit: Success Strategies for Adults With ADHD*. Plantation, FL: Specialty Press.

Wilens, T. E. (2008). *Straight Talk About Psychiatric Medications for Kids* (3rd ed.). New York, NY: Guilford Press.

Wright, S. D. (2014). *ADHD Coaching Matters: The Definitive Guide*. College Station, TX: ACO Books.

杂志

ADHD Attention-Deficit and Hyperactivity Disorders

JAMA Psychiatry

Journal of Abnormal Child Psychology

Journal of Attention Disorders

Journal of Child Psychology and Psychiatry

Journal of Clinical Child and Adolescent Psychology

Journal of Consulting and Clinical Psychology

Journal of the American Academy of Child and Adolescent Psychiatry

网络文献

Centers for Disease Control: http://www.cdc.gov/ncbddd/adhd/

National Institute of Mental Health: http://www.nimh.nih.gov/health/publications/attention-deficit-hyperactivity-disorder/index.shtml

Children and Adults with Attention-Deficit / Hyperactivity
Disorder (CHADD): https://www. google. com/web-
hp? sourceid=chrome- instant&ion=1&espv=2&ie=
UTF-8#q=chadd

ADDitude Magazine online: http://www. additudemag.
com/index. html/

National Resource Center on ADHD: http://www.
help4 adhd. org/

ADHD Coaches Organization: http://www. adhdcoaches. org/

American Academy of Child and Adolescent Psychiatry Pro-
vider Finder: http://www. aacap. org/AACAP/ Fami-
lies_and_Youth/ Resources /CAP_Finder. aspx